# DES INDICATIONS A SUIVRE

DANS LE

# TRAITEMENT MORAL

# DE LA FOLIE,


PAR F. LEURET,

Médecin en Chef d'une section d'aliénés à l'hospice de Bicêtre,
Chevalier de la Légion d'Honneur, etc.


(Mémoire lu à l'Académie royale de Médecine, le 2 décembre 1845.)

*Veritas est, et prævalebit.*

Paris.

LIBRAIRIE Ve LE NORMANT, 8, RUE DE SEINE-SAINT-GERMAIN.

1846.


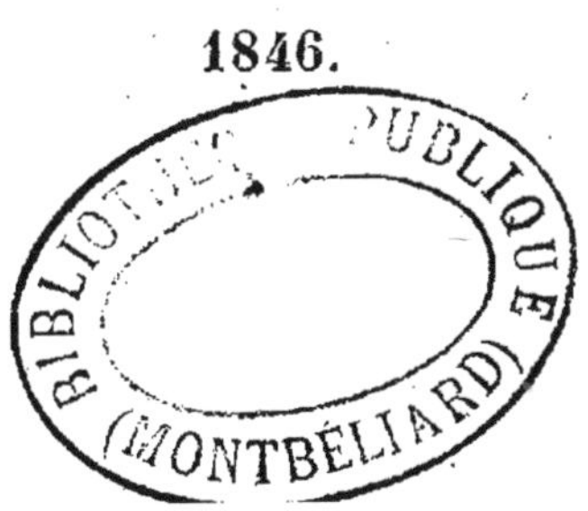

# DES INDICATIONS A SUIVRE

DANS LE

# TRAITEMENT MORAL

# DE LA FOLIE.

## OUVRAGES DU MÊME AUTEUR

Qui se trouvent chez J.-B. BAILLIÈRE, place de l'Ecole de Médecine, 17.

---

DU TRAITEMENT MORAL DE LA FOLIE, in-8°. Paris, 1840. 6 fr. »

FRAGMENTS PSYCHOLOGIQUES SUR LA FOLIE, in-8°. Paris, 1840 . . . . . . . . . . . . . . . . . . . . . . . . . . . 6 »

DE LA FRÉQUENCE DU POULS CHEZ LES ALIÉNÉS, par MM. LEURET et MITIVIÉ, in-8°. Paris, 1832. . . . . . . . . . . 2 50

RECHERCHES PHYSIOLOGIQUES ET CHIMIQUES SUR LA DIGESTION, par MM. LEURET et LASSAIGNE, in-8°. Paris, 1825 4 50

DE L'ALTÉRATION DU SANG, in-8°. Paris, 1826. . . . . . . 2 »

NOTICE SUR QUELQUES ÉTABLISSEMENTS DE BIENFAISANCE DU NORD DE L'ALLEMAGNE ET DE SAINT-PÉTERSBOURG. Paris, 1838 . . . . . . . . . . . . . . . . . 1 50

ANATOMIE COMPARÉE DU SYSTÈME NERVEUX CONSIDÉRÉ DANS SES RAPPORTS AVEC L'INTELLIGENCE. 2 vol. et un magnifique Atlas de 33 planches in-f°, dessinées et gravées par M. Chasal.

Le premier volume et une partie de l'Atlas sont en vente; la fin de l'ouvrage paraîtra dans le courant de l'année 1846.

Prix de la première moitié qui est publiée :

Fig. noires. . . . . . . . . . . . . . 24 »

Fig. coloriées. . . . . . . . . . . . 48 »

*A Monsieur*

LE COMTE

# HERVÉ DE KERGORLAY,

**Membre du Conseil général des hôpitaux et hospices civils de Paris,**

## HOMMAGE DE RECONNAISSANCE

Pour son active sollicitude envers les aliénés de Bicêtre placés sous sa protection, et pour l'appui bienveillant qu'il donne à toutes les mesures propres à rendre facile et efficace, dans cet hospice, le traitement moral de la folie.

LEURET.

Paris, 1er janvier 1846.

# DES INDICATIONS A SUIVRE

DANS LE

# TRAITEMENT MORAL

# DE LA FOLIE.

On comprend sous la dénomination de folie ou aliénation mentale plusieurs états fort différents les uns des autres, et qu'il importe de bien distinguer pour les traiter convenablement. Celui qui confondrait entre eux ces états maladifs et qui prétendrait leur opposer une médication uniforme, prouverait seulement une chose, c'est qu'il ne les aurait pas étudiés.

On a pourtant essayé, dans ces derniers temps, de n'en faire qu'une seule et même maladie; c'était une nouveauté malheureuse et qui nous aurait reportés bien au delà des temps hippocratiques. Mais ceux qui ont eu cette prétention savaient, j'en suis sûr, mieux qu'ils ne disaient, et, dans la pratique, ils se gardaient bien d'appliquer leur doctrine. Pour moi, loin d'admettre qu'on ait fait un trop grand nombre de divisions, je trouve que l'on s'est, au contraire, beaucoup trop restreint; qu'il faut diviser encore, et s'arrêter seulement quand on aura déterminé des genres de folie qui puissent servir de guide dans le traitement de cette maladie.

Dire, par exemple, que pour combattre la monomanie on emploie avec succès les purgatifs, les émissions sanguines, les vésicatoires, les bains, les douches, l'isolement, le travail, les voyages, etc., c'est dire une vérité, mais une vérité infertile, parce qu'on n'en indique pas l'application. Esquirol a bien fait de sortir des généralités dans lesquelles on était resté jusqu'à lui, et le souvenir des services que, sous ce rapport comme sous beaucoup d'autres, il a rendus à la science, doit être précieusement conservé.

La confusion de tous les genres d'aliénation en une seule maladie a été cause de la plupart des discussions qui ont eu lieu récemment au sujet du traitement physique et du traitement moral de la folie. Plusieurs médecins se sont sérieusement demandé si l'un de ces genres de traitement mériterait d'avoir la préférence sur l'autre. Que répondre à cette question? Une seule chose : c'est qu'on ne peut pas y répondre. En effet, demanderait-on si dans les affections de poitrine les antiphlogistiques doivent être préférés aux dérivatifs? Aucun homme instruit en médecine ne ferait une semblable question; et si un ignorant s'en avisait, on pourrait lui dire : Il y a des maladies de poitrine qui sont guéries par les antiphlogistiques, il y en a d'autres qui sont guéries par les dérivatifs; on en rencontre même qui sont guéries par ces deux ordres de médication, mais à la condition que, pour les employer, on tiendra compte de la nature, de l'intensité et de la durée des symptômes. Les maladies de poitrine, considérées en général, n'exigent exclusivement ni les dérivatifs, ni les antiphlogistiques, mais chacune de ces maladies a besoin d'être bien distinguée de toutes les autres et d'être traitée par les moyens dont le raisonnement et l'expérience ont démontré l'efficacité.

Ainsi dans les affections mentales; car la connaissance des indications est la seule base d'une bonne thérapeutique; et encore, dans les affections mentales, y a-t-il entre les symptômes une différence essentielle qui n'existe pas dans les maladies ordinaires. Ici tous les symptômes appartiennent à l'ordre physique; là quelques-uns appartiennent à l'ordre physique, d'autres à l'ordre moral, et quelquefois ceux de l'ordre moral sont les seuls dont on puisse constater l'existence.

Ce qui importe avant tout dans le traitement des maladies, c'est donc la connaissance des indications à remplir, et, pour acquérir cette connaissance, il faut observer les symptômes, les discerner les uns des autres, les classer, en faire des groupes réunis par leurs analogies, séparés par leurs différences. Il faut de plus, s'il s'agit de folie, distinguer les symptômes qui tombent sous les sens, de ceux qui sont accessibles seulement à la pensée, et se faire raconter quels ont paru d'abord, quels ont suivi, afin, s'il se peut, d'en établir la filiation. Hors de cette voie, on est sans guide, on marche incertain des moyens, je dirais même du but. Dans cette voie beaucoup de choses s'opèrent sans efforts; d'autres, quoique difficiles, sont menées à bien; d'autres enfin, qui nous résistent, nous laissent du moins la conviction que si nous avons cédé, c'est devant l'impossible.

Deux exemples par lesquels je commencerai la série d'observations contenues dans ce Mémoire me serviront à démontrer l'importance qu'il faut attacher à la recherche des indications, et feront voir comment des maladies, en apparence analogues, ont dû cependant être traitées par des moyens différents. Dans les deux cas il s'agit de mères de famille portées au suicide; toutes deux avaient des idées fausses, des conceptions délirantes, un profond désespoir. Des symptômes physiques existaient chez chacune d'elles; mais le point de départ en était différent: dans un cas, ils avaient précédé et occasionné le dérangement de la raison; dans l'autre, une disposition vicieuse de l'esprit, un très-grand abandon de la volonté, une condescendance habituelle à des caprices multipliés, avaient occasionné l'aberration mentale, et les symptômes physiques n'étaient que la conséquence de cette aberration. Le traitement curatif a consisté, chez la première malade, dans l'emploi des moyens physiques; chez la seconde, les moyens moraux ont été les véritables agents de la guérison.

1^re^ OBSERVATION. — *Lypémanie; cause de nature rhumatismale; guérison opérée à l'aide de moyens physiques.*

M^me^ Elise est âgée de cinquante-quatre ans, veuve, mère de deux enfants qu'elle aime beaucoup; elle n'a pas d'aliénés dans sa famille et a toujours joui d'une bonne santé. Sa vie a été occupée, mais sans fatigue. M^me^ Elise a éprouvé un grand chagrin, celui que lui a causé la perte de son mari. Elle a eu quelques contrariétés résultant de plusieurs procès qu'on lui a suscités; mais elle a supporté tout cela sans que sa raison en fût aucunement atteinte. Vers la fin du mois de mai 1845, elle fut saisie presque subitement par les idées les plus sinistres. Elle se trouva horriblement malheureuse, sans pouvoir s'expliquer à elle-même la cause de sa tristesse. Elle perdit le sommeil, et désespérant de retrouver son bonheur d'autrefois, elle fit des tentatives de suicide. Ayant entrepris un voyage qu'on lui avait conseillé dans l'intention de la distraire, elle fut tellement obsédée par l'idée de se donner la mort, qu'elle accourut à Paris se réfugier dans une maison de santé.

M. Récamier, M. Foville et moi nous vîmes la malade, et après l'avoir bien examinée, après avoir entendu le récit de ses maux, après nous être assurés que toutes ses fonctions, sauf le sommeil, se faisaient bien, nous essayâmes de la calmer, de lui inspirer de la confiance dans l'avenir, et nous prescrivîmes des bains, des distractions, du travail et une surveillance continuelle. Autant que son imagination le lui permit, elle se prêta à tout. Nous lui avions dit que nous préférions pour elle, aux travaux à l'aiguille, à ceux qui se font dans l'intérieur d'un appartement, les travaux du jardinage; elle s'y adonna, et tout en marmottant des paroles toujours chagrines et quelquefois sinistres, on la voyait travailler avec une constance vraiment méritoire.

Ses nouvelles occupations, les bains, la présence des étrangers, devant lesquels un aliéné s'observe toujours un peu quand sa maladie ne lui a pas ôté le sentiment des convenances, la confiance qu'elle avait en nous, donnèrent d'abord à M^me^ Elise un peu de calme et même un peu de sommeil; mais ce calme fut incomplet et de courte durée. Pendant quelque temps, dans nos entretiens avec la malade, nous n'obtenions d'elle que de continuelles redites sur son état actuel, sur son désespoir, sur la mort sinistre qui l'attendait; et si nous parvenions à la reporter à sa vie antérieure, aux causes de sa maladie, elle ne nous apprenait rien dont nous pussions faire notre profit. Ce qu'elle avait éprouvé autrefois était si peu de chose en comparaison de ce qu'elle souffrait maintenant, qu'elle ne voulait pas en parler. Cependant, à force de l'interroger, à force d'exigences pour avoir des réponses précises, je parvins à savoir que son habitation ordinaire était humide; qu'elle y avait ressenti, à différentes reprises, des douleurs dans les membres; que le jour même de l'invasion de sa maladie, ces douleurs avaient subitement disparu des membres pour se porter au sommet de la tête, où elle sentait, disait-elle, toutes ses mauvaises idées se former.

Un pareil aveu, arraché en quelque sorte à M^me^ Élise, devait être et devint pour nous la plus précieuse des indications. Un rhumatisme était là; fixé à la partie supérieure de la tête, il y occasionnait une douleur permanente, et cette douleur avait été suivie d'un violent désespoir et du penchant au suicide. Par quelle succession de causes et d'effets ce résultat avait-il été produit? Le vin enivre; l'eau-de-vie rend stupide ou furieux; le stramonium, la belladone, le hachisch donnent des hallucinations; une irritation du cerveau ou de ses enveloppes amène le délire. Comment cela se fait-il? Comment l'introduction dans l'économie de telle ou telle substance, comment une modification dans la manière d'être d'organes matériels peuvent-ils troubler ce qu'il y a de plus immatériel, le sentiment et la pensée? Quelques savants le disent; moi, je l'ignore; ce que je sais, c'est que le fait existe, et, dans la pratique, il ne m'en faut pas plus.

Puisque la cause du délire était un rhumatisme, il convenait d'administrer les remèdes propres à combattre les affections rhumatismales. Nous eûmes recours aux bains de vapeur aromatiques, et, rassurés par des succès obtenus dans des circonstances analogues, nous ne craignîmes pas d'exposer à l'action du bain toute la partie crânienne de la tête; mais nous n'obtînmes, à l'aide de ce moyen, qu'un soulagement peu marqué. Alors nous prîmes le parti d'appliquer sur le point douloureux un petit vésicatoire, et, quand l'ampoule fut formée, on glissa sous l'épiderme cinq centigrammes d'extrait aqueux d'opium. Le soir même, la malade fut soulagée et dormit; le lendemain, elle avait de l'espoir, et sa figure perdit l'expression d'angoisse qui lui était devenue habituelle. L'opium fut continué; quatre vésicatoires appliqués successivement à différents endroits du sommet de la tête furent nécessaires pour le complément de cette médication, qui, en moins de trois semaines, avait fait disparaître la douleur et en même temps les pensées de suicide.

Trois semaines au plus de traitement physique avaient donc suffi, et M^me^ Élise était en état de rentrer chez elle; peu de jours après sa sortie, elle avait retrouvé le calme et le bonheur, si cruellement interrompus pendant la durée de son rhumatisme cérébral.

Pourquoi n'avons-nous pas employé tout d'abord le remède si simple, si bien indiqué et qui nous a si promptement réussi? C'est que tout d'abord nous ne connaissions pas la véritable cause de la maladie. Personne ne savait dans quelles circonstances le délire s'était développé; M$^{me}$ Élise elle-même, tant était grande la violence de son trouble intellectuel, paraissait l'avoir oublié complétement. Intarissable à nous parler de ses craintes, de son désespoir; persévérante à nous demander un prompt remède à ses maux actuels, elle regardait comme superflu de nous entretenir des douleurs, pour elle insignifiantes, qu'elle avait ressenties auparavant. Là était cependant le point capital. Qu'un rhumatisme soit fixé sur les muscles, il fera souffrir et gênera les mouvements; qu'il soit dans les membranes du tube digestif, il causera des coliques, des vomissements et d'autres symptômes analogues dépendant de son siége; qu'il se porte au cœur, il tuera; qu'il monte aux parties enveloppantes du cerveau, il produira le délire, et à moins d'une grande acuïté dans le rhumatisme, ce délire sera sans fièvre; il prendra, suivant qu'il sera partiel ou général, le caractère de la monomanie ou celui de la manie.

Il faut donc, en médecine mentale, faire des distinctions; il faut donc analyser, diviser; c'est par là seulement qu'il est possible de porter un bon diagnostic et d'établir un mode rationnel de traitement.

Décrivons maintenant un état qui, au premier aperçu, avait de l'analogie avec celui de M$^{me}$ Élise, mais qui, à la suite d'un examen attentif, a présenté de tout autres indications.

2e Observation. — *Lypémanie; tentatives de suicide; prédisposition native aux maladies nerveuses; causes efficientes purement morales; traitement moral; guérison.*

Au mois de juillet 1841, une dame fut amenée de la province à Paris par son mari, qui me donna sur elle les renseignements suivants. La mère de cette dame est morte apoplectique; elle a eu un frère atteint d'épilepsie survenue à la suite d'excès vénériens et de l'abus du mercure; une de ses sœurs, qui porte la dévotion à un degré extrême, est bizarre et sans cesse occupée de minuties.

Dès sa jeunesse, la malade a eu des idées singulières et des caprices dont on n'a pas assez pris soin de la corriger. A l'âge de dix-huit ans, par exemple, habituée qu'elle était d'avoir toujours auprès d'elle ou une bonne, ou une gouvernante, ou quelqu'un de sa famille, elle ne pouvait rester seule sans que des craintes chimériques vinssent l'assaillir. Un jour, on noya, dans un étang situé près de la maison qu'elle habitait, un chien enragé; elle en fut impressionnée très-vivement, devenait toute tremblante à l'aspect d'un chien, et refusa très-longtemps de passer près de l'étang où l'animal atteint de rage avait été jeté. Bien d'autres idées analogues vinrent successivement la tourmenter jusqu'à l'époque de son mariage. Alors, et parce qu'elle aimait beaucoup son mari, elle affecta une grande tranquillité d'esprit, afin de ne pas le tourmenter par le récit de craintes qu'elle savait n'être pas très-fondées, mais dont cependant elle subissait le joug. Ainsi, par un accident fort ordinaire, elle fit une tache d'huile à ses vêtements; elle se préoccupa de cette tache, puis elle s'en tourmenta, puis elle prit l'huile en horreur, et, sous prétexte de propreté, elle supprima les lampes de sa maison, où l'on ne brûla plus que de la bougie. La salade et tous les mets à l'huile furent en même temps proscrits de la table, mais avec des ménagements, avec des raisons spécieuses et qui pouvaient être avouées.

Après la crainte d'être seule, après celle des chiens, celle de l'huile, il était survenu des craintes nouvelles, qui elles-mêmes avaient fait place à d'autres. Malgré cela, Mme Louise (c'est le nom que je donnerai à cette dame) dirigeait sa maison, surveillait un nombreux domestique, élevait ses enfants (elle en a eu huit), et faisait parfaitement les honneurs de chez elle. Elle n'était pas encore malade, elle était sur le point de le devenir.

A l'âge de quarante ans, après avoir été jusque-là religieuse, mais seulement religieuse, elle tomba dans la superstition; elle poussa les idées de religion comme elle avait poussé les autres idées dominantes, jusqu'à l'exagération, jusqu'à l'absurde. Elle avait communié, et sa communion faite, croyait-elle, en état de péché mortel, la damnait sans rémission: dès lors désespoir, confessions et neuvaines faites inutilement, abandon complet des soins du ménage, des soins de sa personne, en un mot délire véritable, enchaînement de volonté. Jusque-là Mme Louise était restée en partie lucide sur ses idées délirantes qu'elle n'admettait qu'avec restriction et auxquelles elle cédait, il est vrai, quelque part de sa liberté morale, mais en restant toutefois assez maîtresse d'elle-même pour ne pas trop se laisser deviner, même par son mari. Dès le moment où l'idée d'avoir profané une hostie s'était emparée d'elle, il y avait eu un trouble profond dans les facultés de l'esprit, un violent désespoir, des tentatives de suicide; en un mot la folie, si longtemps menaçante, était déclarée.

Confiée à mes soins, je l'examinai. Sa santé physique était gravement altérée, et son délire avait fait d'effrayants progrès; elle était abattue, pâle, maigre, décharnée; son haleine était fétide, sa langue sèche, son pouls fréquent et faible; sa peau, ordinairement froide, s'échauffait quelquefois comme dans la fièvre. Plusieurs parties de son corps, les bras surtout, présentaient de nombreuses ecchymoses, et il suffisait d'une légère pression pour en produire de nouvelles. Le délire était incessant, il était le principe de toutes les actions, il entravait toutes les fonctions soumises à l'empire de la volonté : la malade voyait partout des hosties ou des profanations d'hosties. Tout ce qui avait une forme circulaire, tout ce qui était blanc sans même avoir cette forme, était une hostie ou une portion d'hostie. Dans les potages, dans les sauces, il y a de la graisse fondue et affectant des formes circulaires : ce sont des hosties; dans le pain, il y a des trous également circulaires : ce sont encore des hosties ; dans la boisson, il y a à la surface des bulles de gaz : toujours des hosties. Il ne faut donc ni boire ni manger sans crainte de sacrilége.

Dans le mucus des narines, dans la salive, dans l'urine, dans les matières fécales, encore des bulles, et par conséquent des formes circulaires : on ne doit donc rien rendre, car on rendrait des hosties. Point de poches, car il y tomberait des hosties; point de changement de linge, car, dans les plis, des hosties pourraient être cachées; pas de lettres fermées avec des pains à cacheter, pas de promenades, parce que, chemin faisant, on rencontre des morceaux de papier, du plâtre, des objets blancs qui sont des hosties; jamais de prières à l'église, parce qu'il y a là des hosties dont on peut s'emparer : de là obligation de se détourner des églises, de s'en tenir assez loin pour ne pas entendre le son des cloches, qui rappellent les églises, qui rappellent les hosties; pas de sommeil, à moins qu'on n'y succombe, parce qu'en dormant on peut se lever somnambule et aller ouvrir le tabernacle; au réveil, frayeur extrême et recherche empressée des hosties qui pourraient se trouver dans les mains, dans le lit; enfin la nuit, le jour, partout des hosties. La vie était devenue, pour M^me^ Louise et pour ceux qui l'entouraient, un affreux supplice.

Ce n'est pas tout d'un coup qu'elle était tombée dans cet excès de délire, c'était par degrés : elle s'en cachait d'abord; mais successivement son mari, sa famille, ses alentours, avaient été témoins de ses frayeurs; ils avaient fini par en savoir le motif. Pour la rassurer, pour la détromper, on avait employé tous les moyens que suggèrent l'amitié la plus vive, le dévouement le plus absolu : on avait réussi à quelque chose, mais à bien peu. Après des heures, des journées d'instances et de prières, on lui faisait avaler une tasse de bouillon bien dégraissé, un peu de viande et de pain. Quand, lasse d'efforts inouïs, elle ne pouvait plus retenir la matière de ses déjections, elle la laissait échapper, mais avec des regrets indicibles. A force de supplications, on parvenait à la mettre au bain, à l'habiller et à la déshabiller, mais c'était toujours avec des lenteurs infinies, des précautions multipliées, et l'assurance donnée mille fois que ce n'était pas mal faire, et qu'il n'y avait aucun risque de profanation.

Et par-dessus tout cela, un profond dégoût de la vie et des tentatives réitérées de suicide!

Que faire?

S'il n'y avait eu que du délire, si la santé physique n'eût pas été elle-même dans un état déplorable, pas d'hésitation. Il fallait rompre avec les habitudes anciennes, éloigner toutes les personnes qui avaient si infructueusement essayé de consoler la malade; diriger tout, régime, remèdes, distractions, susciter des passions, des pensées médicatrices, au risque de contrarier et même d'irriter la malade. Une colère survenant à propos, et répondant à une véritable provocation, est cent fois moins pénible à supporter que ne le sont des craintes chimériques et des idées folles; c'est d'ailleurs une passion normale capable de redonner à la volonté son empire. Mais irriter une femme épuisée, alternativement affaiblie et excitée par la fièvre, devais-je l'oser? La mort ne pouvait-elle pas être le résultat d'une impression trop vive? Et puisque le danger était grand, n'était-il pas moins malheureux de laisser mourir la malade que de s'exposer à hâter sa fin? J'attendis. Joignant mes exhortations à celles du mari, je dis à la malade tout ce que j'imaginai de plus propre à la persuader; usant des avantages que me donnait près d'elle mon caractère de médecin, et de médecin que l'on était venu de fort loin consulter à Paris, mes paroles ne furent pas sans quelque heureuse influence. Je recommandai de la nourriture, des bains chaque jour, des causeries, des promenades à pied ou en voiture, des spectacles; par-dessus tout, une surveillance extrême, et, s'il se pouvait, un redoublement de patience et d'amitié.

Les jours suivants, je revis la malade; tantôt je la trouvai un peu mieux, tantôt plus mal : ce que nous avions gagné la veille, nous le perdions le lendemain. Bientôt mon influence, dans le principe très-faible, devint presque nulle; le mari n'obtenait plus que de rares concessions, et pour faire prendre à la malade un peu d'alimens, il fallait tant la tourmenter, qu'il devenait douteux pour nous si nos obsessions ne lui étaient pas plus nuisibles que la nourriture ne pouvait lui faire de bien.

Le mal empirait donc : mais voyant tous les jours Mme Louise, apprenant à la bien connaître, jugeant que malgré son extrême maigreur il lui restait encore de la force, ayant eu l'occasion de m'apercevoir que devant moi elle ne se livrait pas à autant d'extravagances que devant son mari, j'espérai.

L'indication était facile à saisir. Il n'y avait pas là, comme dans le cas précédent, une maladie antérieure, cause de la folie; pas de douleur amenant à sa suite des idées tristes et le désespoir. La cause et la nature de la maladie étaient exclusivement de l'ordre moral; il fallait donc agir par les moyens moraux, et il importait de ne pas temporiser plus longtemps, car l'économie allait en s'appauvrissant, et chaque jour de retard était un pas vers la tombe.

Ma résolution prise et concertée avec le mari, je commençai le traitement. Un matin j'entrai chez la malade, accompagné d'un de mes élèves les plus distingués, M. le docteur Perrot, et d'une femme de chambre choisie parmi les plus capables de celles que j'avais à ma disposition.

La malade parut étonnée de me voir ainsi escorté; mais quand je lui annonçai que M. Perrot resterait près d'elle pour surveiller l'exécution de mes conseils jusque là fort incomplétement suivis; que la femme de chambre était attachée à son service et avait ordre de ne pas la quitter un seul instant; quand surtout elle entendit que je renvoyais son mari, et que son mari se disposait à m'obéir, elle fut surprise, épouvantée, poussa des cris, témoigna un violent désespoir.

La séparation se fit, non sans une vive résistance de la part de la malade. Restée seule en présence de nous trois qu'elle voyait réunis dans un même but, elle fit, après quelques instants d'exaspération, ce que font presque tous les malades, ce que ferait toute personne raisonnable en pareil cas, elle se calma un peu, et chercha à nous attendrir sur sa position. J'étais devenu l'arbitre de son sort, je venais de me montrer sévère, il fallait me fléchir et obtenir de moi le retour du mari. Elle mangerait, elle boirait, enfin elle ferait tout ce que je voudrais, mais dans la mesure de ses forces, et pourvu que son mari fût avec elle; sans cela, elle n'écouterait rien, et se laisserait mourir.

— Vous me promettez maintenant de manger et de boire; que ne le faisiez-vous quand votre mari était là et qu'il vous en priait?

— Je le ferai maintenant. Oh! rendez-moi mon mari.

— Vous ne pourriez pas aujourd'hui faire plus que vous n'avez fait hier.

— Oh! si je le pourrais.

— Vous croiriez encore voir des hosties dans vos alimens et dans vos boissons.

— Je ferais tant d'efforts sur moi que je ne le croirais plus.

— Vous ne pourriez pas faire des efforts suffisans pour réussir.

— Oh! j'en ferais, je suis bien sûre d'en faire.

— Les globules de graisse qui sont sur la soupe vous effrayeraient encore; il en serait de même des globules d'air qui sont à la surface du lait, de l'eau, des boissons.

— Oh! non, je ne m'effrayerais plus de rien, si mon mari était là pour me rassurer.

— Vous vous effrayeriez encore, car ce sont des choses si graves!

— Je sais bien qu'elles ne sont pas graves.

— Comment! de la graisse sur la soupe, cela ne vous paraît pas grave?

— Non.

— Et les yeux du pain, cela ne vous paraît pas grave non plus?

— Non.

— Et des morceaux de papier?

— Ce sont des morceaux de papier.

— Et des mies de pain, de la farine, du plâtre, des bouts de fil, du duvet, tout cela ressemble beaucoup à des hosties, et la peur que vous en avez me paraît très-fondée.

— Fondée sur mes idées; mais si j'avais mon mari, je n'en aurais plus peur.

— Et vos besoins naturels, quand vous en éprouveriez, vous les satisferiez si votre mari était près de vous?

— Oui.

— Vous ne le pourriez pas.

— Oh! je le pourrais; cela est bien facile.

— Eh bien! Madame, puisque cela est facile, faites-le pour mériter que votre mari revienne. Vos promesses sont belles, mais les faire et les tenir ce n'est pas la même chose. M. Perrot est là, suivez ses conseils, il jugera de vos efforts, et si vous devenez assez maîtresse de vous, je permettrai à votre mari de venir, mais je ne le lui permettrai qu'à cette condition.

Cela dit, je me retirai, laissant à M. Perrot le soin de diriger la malade.

C'était l'heure du déjeuner; on servit. La malade, assise en face de M. Perrot, déploya sa serviette d'assez mauvaise grâce; puis, regardant son assiette et y ayant trouvé un peu de duvet, elle en demanda une autre. M. Perrot s'y refusa, et il jeta dans cette même assiette de la mie de pain. La malade se mit en colère, reprocha au médecin de vouloir la tourmenter, et dit formellement qu'elle ne mangerait pas, et elle quitta la table.

Il fallait bien qu'elle mangeât, car elle était exténuée; elle n'avait rien ou presque rien pris depuis plusieurs jours.

M. Perrot lui dit: « Je vais jeter de la mie de pain dans les assiettes, dans les mets et dans votre verre, et je vous ferai manger de force; ou bien vous allez vous asseoir, on enlèvera l'assiette dans laquelle il y a de la mie de pain, puis vous mangerez et vous boirez volontairement. »

Manger de force et manger des mies de pain qui peuvent être des hosties! Il vaut mille fois mieux se mettre à table et déjeuner : c'est ce que fit la malade, non pas sans de grandes hésitations, mais enfin elle mangea, et M. Perrot ne consentit pas à lui dire, même une seule fois, qu'il n'y avait d'hostie ni dans ses alimens ni dans ses boissons.

Il serait trop long d'entrer ici dans les détails de tout ce que nous avons fait et dit à la malade; les choses principales suffiront au lecteur. Le premier point était de la nourrir; nous y avons mis tous nos soins, et nous avons fini par obtenir un régime régulier sans jamais condescendre au désir qu'avait toujours et que témoignait souvent Mme Louise d'être rassurée sur la présence des hosties. Ses demandes directes étaient toujours rejetées, ses demandes indirectes n'étaient jamais comprises. Elle y mettait cependant quelquefois une grande habileté. Bonne, spirituelle et par moment redevenue gracieuse, au milieu d'une causerie à laquelle elle savait nous intéresser, elle nous montrait un peu de duvet, un peu de fil, un morceau de papier, et avec un regard presque suppliant, mais sans parler, elle disait: N'est-ce pas une hostie? Notre principe était bien de ne pas répondre et de rester inflexibles; mais je ne pourrais pas assurer qu'elle n'eût jamais entendu de notre bouche ou lu dans nos yeux la réponse qu'elle désirait. Son petit manége avait d'ailleurs de quoi nous réjouir; il indiquait de l'habileté, de l'à-propos, c'était une ruse qu'il ne fallait pas prendre trop au sérieux.

Les premiers jours furent très-pénibles et pour la malade et pour nous. De la part de Mme Louise, résistance contre tout; de notre part, de la fermeté, quelques concessions et la permission de courtes entrevues avec le mari. L'espoir de ces entrevues était le plus puissant mobile qui agît sur elle. Je les voulais courtes, parce qu'il fallait stimuler les sentimens affectueux plutôt que les satisfaire. Notre cœur est ainsi fait : s'il désire, il est capable d'opérer des prodiges; s'il a ce qu'il veut, il se rassasie.

J'ai dit que M^me^ Louise ne se mouchait pas, quelque besoin qu'elle en eût. Un matin que M. Perrot avait réussi, pour la première fois, à l'obliger de se moucher, il me fit part de sa joie. Je voulus, pour compléter cette œuvre, que la malade prît elle-même un mouchoir dans la commode, qu'elle s'en servît devant moi et qu'elle le mît dans sa poche; car je lui avais fait faire des poches. Elle ouvrit sa commode; mais précisément sur les mouchoirs se trouvait un petit paquet de morceaux de laine qu'elle y avait cachés pour, quand son mari viendrait, se faire dire par lui que ces morceaux de laine n'étaient pas des hosties. Effrayée à cette vue, elle refusa net de toucher aux mouchoirs. J'insistai, je priai, je m'emportai sans réussir à rien, et cela dura une heure et demie. Alors je ne gardai plus aucun ménagement, et, d'un ton de colère, j'ordonnai que l'on allât me chercher une boîte de pains à cacheter blancs, que je menaçai de jeter partout, sur le parquet, sur les meubles, sur la malade. Abasourdie d'un aussi rude coup, elle prit un mouchoir, devint souriante pour me demander, en s'en servant, s'il ne contenait rien, se moucha en relevant son mouchoir de manière à ne pas se cacher la bouche pour qu'on vît bien qu'elle ne crachait pas d'hostie, et mit le mouchoir dans sa poche. Il y avait peut-être un an que pareille chose ne lui était arrivée.

Pour qu'elle se mouchât comme tout le monde, il fallut encore bien du temps et des peines, mais enfin nous parvînmes à l'y obliger. Les autres évacuations ne se régularisèrent pas non plus en une seule fois, ni par nos seules recommandations, nous fûmes obligés de recourir à bien des stratagèmes parmi lesquels la pensée de la boîte aux pains à cacheter joua aussi son rôle.

La préoccupation des hosties avait perverti toutes les actions, changé toutes les habitudes : afin de ramener M^me^ Louise à son état normal, il fallut s'attaquer à toutes ses habitudes, à toutes ses actions. Sa folie n'était plus seulement dans un principe faux, elle avait pénétré partout et tout vicié. Marcher dans la rue, passer devant une église, monter en voiture, ouvrir des lettres, en écrire, entrer chez des marchands, travailler, lire, tout cela semblait impossible : tout cela s'est fait à l'aide d'une volonté ferme de notre part. Le désir des visites du mari, et la crainte des pains à cacheter, nous furent en cela de puissants auxiliaires.

Cependant la malade trouvait encore, même en faisant des progrès vers la guérison, un moyen suffisant de contenter son délire. Elle se promenait, agissait, obéissait, mais elle n'était jamais seule, quelqu'un la surveillait toujours, et par conséquent on la voyait toujours. Or si on la voyait, on était sûr qu'elle ne volait pas, qu'elle ne profanait pas d'hosties, et c'était pour elle un grand motif de sécurité. Il fallait lui ôter ce motif de sécurité, car il n'était pas dans l'ordre des choses raisonnables. Comment faire? Envoyer la malade se promener seule? Elle ne le voulait pas, et on n'avait aucun moyen de l'y forcer. La quitter au milieu du chemin? Ce parti était fort dangereux; la malade se serait précipitée sous une roue, ou jetée à la rivière. Il importait cependant de lui ôter l'appui qui servait d'aliment à son délire. M. Perrot s'est avisé d'une chose fort simple et fort ingénieuse, c'est de fermer les yeux. Quand, en se promenant, M^me^ Louise déraisonnait soit en paroles, soit en actions, M. Perrot lui quittait le bras et fermait les yeux. Ce remède agissait toujours, l'effet n'en a jamais manqué. Ce qu'il y avait encore d'important à obtenir a été obtenu soit en fermant les yeux, soit en menaçant de les fermer. Entrer dans une église, assister à la messe, s'y tenir convenablement, n'avoir ensuite ni tourment ni regret, écrire des lettres, les cacheter même avec des pains à cacheter blancs, cela s'est opéré sous l'influence du remède imaginé par M. Perrot.

Tout semblait aller bien; souvent l'esprit paraissait complétement libre; M^me^ Louise rentrait par degrés dans la vie ordinaire; elle voyait souvent son mari, écrivait à sa famille, et ne doutait plus de la possibilité de rentrer chez elle, lorsque, sans motif connu, et cela deux fois, à des époques très-rapprochées, elle renouvela les tentatives de suicide qu'elle avait déjà faites avant que je la connusse. Un jour, elle donna à sa femme de chambre une commission que celle-ci eut la maladresse de faire. Restée seule, la malade courut à toutes jambes vers un chemin de fer qui n'était pas très-éloigné de la maison où elle se trouvait, et comme elle avait choisi l'heure du passage d'un convoi, elle allait se précipiter sous les roues des wagons, si l'on n'était pas venu l'arrêter. Un autre jour, malgré un redoublement de surveillance, on la surprit en train de s'étrangler avec les cordons de son bonnet de nuit.

Ces deux accidens, qui sont venus à l'improviste interrompre la convalescence, ne l'ont que peu retardée, et vers la fin de décembre 1841, c'est-à-dire un peu moins de six mois après avoir été mise en traitement, M^me^ Louise était parfaitement raisonnable.

L'état physique a cessé de nous donner des inquiétudes à dater du moment où la malade a consenti à prendre de la nourriture : le corps s'était appauvri, l'estomac avait souffert ; il a suffi d'une bonne alimentation pour faire cesser de ce côté tout danger et même tout accident sérieux. Un seul phénomène a persisté jusqu'après le retour de la raison, c'est la disposition aux ecchymoses qui se produisaient sous l'influence de la moindre pression. Du reste, les gencives étaient saines, et il n'y avait pas d'autre apparence d'une affection scorbutique. M^me^ Louise, rentrée chez elle, n'a pas cessé d'être complétement raisonnable ; aucune idée analogue à celles qui caractérisaient sa maladie, ou qui semblaient l'y prédisposer, n'a maîtrisé son esprit, comme cela avait eu lieu pendant de longues années. Elle a été frappée dans ce qu'elle avait de plus cher ; quelques personnes de sa famille ont été grièvement malades, elle a perdu son fils aîné, et cependant elle n'a éprouvé, à la suite de ces malheurs, aucun trouble d'esprit. Assez peu de temps après m'avoir quitté, sa raison était si solide qu'on a cru pouvoir la faire communier. Si l'on m'avait consulté, j'aurais dit d'attendre encore, mais on a passé outre, et on n'a pas eu lieu de s'en repentir.

Ainsi, malgré une prédisposition native aux maladies nerveuses, prédisposition qu'on est trop souvent porté à prendre comme un présage d'incurabilité; malgré un très-long abandon de sa liberté morale, M^me Louise a guéri, et depuis quatre ans son esprit s'est constamment soutenu dans un état tel que des personnes qui l'ont connue autrefois la regardent comme plus forte qu'elle ne l'a jamais été.

Cette opinion, émise par des personnes qui ont vu M^me Louise avant et après son traitement, mérite d'être notée. On se demandera comment il peut se faire qu'après une maladie mentale, l'esprit se trouve raffermi et meilleur qu'il ne l'était dans l'état de santé habituel; on admettrait plutôt que le contraire dût avoir lieu. Il faut ici distinguer. S'il y avait eu délire aigu, manie, fureur, on s'étonnerait avec raison qu'après le traitement presque exclusivement physique employé contre ces maladies, l'esprit eût fait quelques progrès; mais après une maladie mentale, purement mentale, et dont le traitement a été une sorte d'éducation, il ne peut pas, il ne doit pas en être ainsi quand la guérison a été complète, et quand, après la guérison, l'hygiène a été bien et assez longtemps dirigée. L'éducation, c'est la nourriture de l'esprit; bonne, elle fait les esprits sains; négligée ou mauvaise, elle fait les esprits malades. Bien entendu qu'elle doit être appropriée aux dispositions natives, au caractère; sans cela, elle ne serait jamais bonne. Et si le caractère est faible, si les dispositions natives ne sont pas heureuses, l'éducation donnée pendant le premier âge ne suffit pas, il faut la continuer en la modifiant suivant le besoin. Autrement, les excentricités, les bizarreries vont croissant et s'exagèrent jusqu'à la folie. On conçoit alors quel sera l'office du médecin : refaire l'éducation. Par ce moyen, l'esprit du malade se fortifie et devient capable de lutter avec avantage contre des tendances auxquelles il eût auparavant succombé.

Plusieurs aliénés, pendant leur convalescence, étaient surpris de m'entendre leur imputer des défauts qu'ils ne se connaissaient pas, et demandaient comment il se faisait qu'on ne les leur eût pas encore fait remarquer; puis, en y réfléchissant, ils comprenaient que personne n'avait mission pour leur donner les avertissements dont ils auraient eu besoin; que d'ailleurs ils eussent trouvé fort mauvais que quelqu'un s'en fût avisé, et il reconnaissaient, non sans surprise, que leur état de maladie, en donnant sur eux au médecin les droits d'un tuteur ou d'un père, leur avait procuré le double avantage de guérir et de s'être rendus capables de repousser à l'avenir les chances d'une rechute. Je connais et je vois dans le monde plusieurs personnes qui, à la suite d'une semblable éducation, sont maintenant supérieures à ce qu'elles étaient avant leur maladie.

Un progrès dans l'état mental habituel peut aussi se produire à la suite du traitement physique, mais non pas comme conséquence directe de ce genre de traitement : j'en ai vu un cas dont il faut que je dise ici quelques mots.

Un jeune paysan dont l'enfance avait été employée à garder les moutons, vint à la ville pour y apprendre un métier. Il était lourdaud et n'arrivait que difficilement à faire ce qu'on lui disait. Nourri plus abondamment qu'il ne l'avait été jusque là, il prit de l'embonpoint et parut encore s'alourdir. On fut obligé de le renvoyer chez ses parents, parce qu'il ne montrait aucune aptitude pour le métier auquel on le destinait. On me pria de le voir. Je le trouvai ayant la figure rouge, les yeux injectés, le pouls plein. Son état mental n'était pas de l'hébétude, mais il en approchait, et le pauvre garçon ne paraissait même plus être capable de conduire son troupeau. Je le saignai largement. Cette déplétion, jointe au régime peu substantiel qu'il avait repris, dissipa tout symptôme maladif. Il guérit; mais bientôt il fut non-seulement en état de conduire ses moutons, il prit de l'animation, de la vie, il se montra actif, intelligent, espiègle, et plus d'une fois son père et sa mère, mécontens de quelques mauvais tours qu'il avait joués aux autres enfants du village, l'ont sérieusement menacé de l'amener chez moi, pour lui faire ôter le trop d'esprit que je lui avais donné.

Est-ce à la saignée qu'il faut attribuer cet heureux résultat? Non. La saignée a dégorgé le cerveau, elle a ramené le malade à son état normal; mais comme l'état normal d'un jeune garçon est de se développer, de faire des progrès, les progrès observés ici sont dus uniquement à la nature. La saignée les a rendus possibles, elle ne les a pas produits.

La part ainsi faite, dans les observations qui précèdent, au traitement physique et au traitement moral, voyons un cas où ces deux moyens de guérison ont dû être employés pour concourir au même but. Je choisis ce cas entre beaucoup d'autres, parce que, outre la double indication thérapeutique dont il offre un exemple, il montre que le raisonnement, le calcul, ne sont pas incompatibles avec la manie furieuse.

3e Observation. — *Tempérament nerveux, misère, chagrin; manie aiguë avec conservation d'une grande lucidité d'esprit: traitement mixte; guérison.*

Il y a quelques années, je fus chargé par l'autorité administrative de délivrer un certificat constatant l'état mental d'un jeune homme qui avait été envoyé dans un établissement d'aliénés. Je le vis le jour même, le lendemain et les jours suivants, et je ne discontinuai pas mes observations sur lui aussi longtemps qu'il resta dans l'établissement où il était retenu. C'est un des cas de manie lucide les plus intéressants que j'aie rencontrés.

M. Nicolas (j'appellerai ainsi le malade dont il s'agit) est d'un tempérament nerveux, d'une constitution frêle; il a de l'esprit, de l'instruction. Arrivé à l'âge de trente ans, il ne s'est pas encore créé une position; il a cependant une grande valeur intellectuelle: il connaît plusieurs langues, il écrit avec facilité de la prose et des vers; mais il a toujours été mobile, capricieux, dominé par ses passions, dépensant beaucoup, et trouvant toujours quelque raison spécieuse pour rejeter sur les autres le blâme encouru par son imprévoyance. Cette imprévoyance l'a jeté dans une gêne voisine de la misère; il a fait des excès de table; il a usé du mariage quand son appauvrissement physique nécessitait une continence absolue.

Antérieurement il s'était fait enfermer, disait-il, dans une maison d'aliénés de province, et il y était resté deux ans, d'abord comme malade, ensuite comme sous-directeur. Là, il traitait les aliénés avec une grande douceur, n'employait jamais la force pour les maintenir, et faisait bien mieux, disait-il, qu'au moment de ma visite il ne voyait faire autour de lui. Venu à Paris, il avait eu une mission du gouvernement; il avait rempli cette mission, mais il n'en avait pas été suffisamment récompensé : on le laissait sans emploi, il s'endettait chaque jour, et ses parents ne voulaient plus payer les billets qu'il donnait à ses créanciers.

Son arrestation avait eu lieu d'après sa propre demande. Il était entré dans un corps de garde, et avait dit : « Arrêtez-moi, je suis sans moyen d'existence. » Et on l'avait conduit à la Préfecture, puis de la Préfecture dans un établissement d'aliénés. Ce n'était pas cela qu'il voulait, c'était la prison, parce qu'il avait eu pour but d'humilier ses parents, qui l'avaient laissé sans secours.

J'étais chargé, et je l'en avais prévenu, de l'examiner pour savoir s'il était ou non aliéné; je l'interrogeai donc. Il me répondit volontiers, s'exprimant d'une manière aisée et même élégante, mettant parfois trop de vivacité dans la conversation, mais s'en apercevant lui-même, et attribuant cette vivacité à la position pénible dans laquelle l'avait mis sa fausse démarche près d'un chef de poste, et l'ignorance des médecins qui l'avaient d'abord examiné.

Pendant que nous causions, sa figure, d'ailleurs très-mobile, avait passé plusieurs fois de l'indignation au rire presque sans transition, et j'avais remarqué dans ses yeux une sorte d'égarement très-ordinaire aux maniaques.

Avant de le quitter, il me somma de lui déclarer s'il était ou non aliéné, et exprima sa volonté d'être conduit en prison, afin d'humilier l'orgueil de ses parents. Je ne lui donnai aucune réponse positive, et je lui promis de le revoir très-prochainement. Dans mon certificat, après avoir retracé les principaux faits de la vie de M. Nicolas, je conclus qu'il y avait présomption de folie et qu'il fallait attendre.

Pendant le reste de la journée, il s'emporta à l'occasion de tout et contre tout le monde; il était, m'a-t-on rapporté, dans un véritable accès de manie furieuse : ses discours n'avaient aucune suite, sa figure était rouge, enflammée; il se livra à des violences qui obligèrent les surveillants à l'attacher.

Le lendemain, je me présentai pour le voir. Il était dans une salle commune à plusieurs aliénés maniaques, couché et retenu au moyen de la camisole de force, parlant avec feu et tenant des discours si remarquables, que je m'empressai de les écrire sur mon portefeuille. Il ignorait que je fusse près de lui; il était donc entièrement sous l'empire de ses idées. Je ne dirai pas que j'aie écrit tout ce que j'ai entendu, ma plume ne pouvait pas le suivre; mais je n'ai rien ajouté à ce que j'ai entendu. Ses imprécations, ses menaces, ses raisonnements, sont textuels, sauf cependant des noms propres que je ne dois pas reproduire. Il s'exprimait quelquefois en italien, le plus souvent en français, et les inflexions de sa voix étaient en harmonie parfaite avec le sens de ses paroles.

Au moment où je suis entré, il faisait l'histoire de sa vie, histoire malheureuse et triste : espérances trompées, avenir perdu, abandon des siens, privations, misère, détention injuste, brutalités odieuses, et pour tout à l'heure peut-être une mort obscure dont les auteurs resteraient impunis. C'étaient là les objets de son délire, où il y avait quelque chose de vrai, beaucoup d'exagéré et de faux; rêve horrible qui exaltait son imagination et le jetait dans une inexprimable angoisse. Il se plaignait surtout de deux hommes bien incapables de lui faire aucun outrage; il voulait les tuer, et il disait :

« *Che piacere! vedere questi duo corpi morti e ballare! Io faro una vendetta terribile..... terribile.*

« Apportez-moi à boire de l'eau.

« *Io faro una vendetta terribile..... terribile.*

« Mort au surveillant! mort au médecin, et malheur! Sortirai-je d'ici mort ou vivant? Je n'en sais rien.

« *Io faro*, etc. (répété plusieurs fois, et toujours d'une voix menaçante et sombre).

« *Vieni liberar mi da tutti miei mali, altramente sarò assassino! O morte! vieni! se non posso morir in questa maladetta notte..... in questa notte passerò coi dannati. Sciagura, sciagura al medico! ascolta mi. Io faro una vendetta terribile..... corsica.*

« Que leur sang retombe sur toi! Mais ils seront tués; mais ces misérables-là, malheur à eux, malheur à moi-même! Quand j'aurai tué ces misérables-là, je dirai : Je suis fou, tuez-moi. Et de deux choses l'une : si l'on me considère comme fou, on m'attachera; si l'on me considère comme un criminel, je porterai ma tête sur la guillotine.

« *Che piacere! vedere questi duo corpi morti e ballare*, et d'envoyer leur âme de chien dans l'enfer. Tu seras tué de ma main ; je te prendrai en traître, par derrière. Je vous trouverais toujours, mais je veux vous tuer ici, parce qu'ici je suis fou. Vous vous êtes senti les plus forts, et vous avez abusé de votre force..... Ne craignez rien.....

« *Par Dio santo, io faro una vendetta terribile!*

« Oui, au nom de Dieu, s'il y en a un, je me vengerai. C'est ta pensée fixe, continuelle..... Tu as une proie que tu veux dévorer, tu es un lion, un tigre..... J'en tirerai une terrible vengeance..... Oh! vous croyez que l'on se joue avec des organisations aussi terribles que la mienne! Vous n'auriez été que deux, vous ne m'auriez pas attaché. Une jambe nerveuse comme la mienne, conduite par une intelligence aussi forte..... Vous croyez qu'il est facile de venir à bout d'un homme comme moi! Je sais tout faire, je n'ai peur de rien. Il n'y a qu'une chose que je n'ai pas su, c'est me venger. J'ai été trop bon, trop généreux, trop magnanime, tonnerre de Dieu! Tu seras un lâche, un infâme, tout le monde aura le droit de te cracher au visage si tu ne les assassines pas.

« *Io faro*, etc.

« *Che piacere*, etc. (Puis il siffle l'air de *Marlborough* et reprend) :

« *Io faro*, etc. (et il siffle l'air : *Mi rivedrai, ti rivedro.*)

« Par ce Dieu terrible qui nous dit : Assassineles....., ce n'est plus la religion du Christ qu'il nous faut, mais la religion des Hébreux, qui ordonne la vengeance, le pillage, le massacre. *Par Dio santo, questi maladetti!* Ils me tueront ou je les tuerai. Mon cadet, c'est comme cela. Il s'agit de ne pas faire le fou. C'est l'action d'un homme raisonnable. Assassin ou assassiné. Allons, du calme, poëte : Gilbert est mort à l'Hôtel-Dieu, et les médecins de l'époque, quand Gilbert criait : La clef! la clef! disaient : Voyez, le délire!

« Non, illustre confrère, toi, mon maître, sublime J.-J. Rousseau, moi, ton fils Émile, que rien n'intimide, je serais dans l'infortune! Tu sais si j'ai une grande âme, si j'ai souffert les glaces du nord, le soleil de l'Asie. Eh bien! par tes mânes sacrées, ô mon père Jean-Jacques! je le jure par toi, par ton Émile, le plus sublime ouvrage qui soit sorti de la main de l'homme, je le jure par ta statue que les lâches Genevois élèvent dans leur ville, parce qu'ils savent, avides d'argent, que les étrangers viendront l'y voir. Ils t'ont persécuté pendant ta vie, ils t'exploitent après ta mort.

« Cela a l'air de folie, tout cela. Fontenelle avait bien raison, homme égoïste qu'il était; en apprenant la mort d'un de ses amis, il dit : « Catherine, « vous ferez toutes les asperges à l'huile. »

« Mais je m'égare. O toi, mon maître Jean-Jacques, je ne suis pas fait pour vivre dans ce monde, il faut être vil, et je suis noble... C'est mon âme qui parle, la matière est muette. Eh bien! cette âme qui parle... dans quelle région céleste suis-je transporté? Non, cette dépouille mortelle qu'ils ont garrottée n'est plus à moi..... Mon Dieu, je vous vois, mon Dieu, je vous entends..... dans une autre vie..... Mort à Louis-Philippe et vive la république!

« Monsieur André, Monsieur André, voulez-vous me donner de l'eau sans en répandre sur moi? (Il boit avidement et dit) : Je me vengerai..... Aussi vrai que tu n'es pas un mouchard, j'assassinerai le domestique et le médecin..... Vous me traitez comme vous ne traiteriez pas un aliéné..... La société civilisée tue un homme; la belle vengeance! Elle ne sait rien faire. Il faut les scier en long, les faire cuire, leur mettre de l'huile sur le corps..... Malheureux aliénés, dormez, je ne veux pas troubler votre sommeil. (Il demande de l'eau, il boit avidement, et siffle l'air : *Dormez donc, mes chères amours.*)

« Nous aurons une guillotine à la vapeur. Marat était un esprit timide. Nous avons Lyon, la rue Transnonain, Barbès, qui est aux galères; nous avons Alibaud, Meunier.....

« *Io faro*, etc.

« Je vois la conséquence de cette action, je la raisonne très-bien. Vous direz : Voilà un aliéné qui a tué un gardien, qui a tué le médecin; on vient m'interroger, je dis : Cet homme m'a torturé. — Mais quant au médecin? Le juge d'instruction dira : Le médecin est un homme juste; il n'a pas donné l'ordre de vous frapper. — Mais le médecin est un homme de police et un ignorant; la preuve qu'il a assassiné..... Après cet interrogatoire, je suis déclaré aliéné. Soit, on me donne la douche. Qu'est-ce que la douche pour un homme qui en a tué deux?..... Que je les assassinerai avec bonheur! Je boirai leur sang avec délices! La vengeance, un morceau de roi! »

Je ferais un volume si je voulais reproduire la suite de ce monologue, je pourrais dire de ce drame. Que de souffrances il exhale ! Ce pauvre malade enfermé au milieu de gens qu'il ne connaît pas, attaché par eux dans son lit pour un motif trop légitime, mais dont il ne se rend pas compte, tourmenté par des idées de mort, d'assassinat, il se croit arrivé à l'heure suprême, et cette nuit peut-être il sera avec les damnés ! Puis ce besoin corrosif d'une atroce vengeance, ce refrain de l'enfer qui revient toujours, cette soif de sang en comparaison de laquelle Marat paraît un homme timide, cette évocation des criminels, tout cela avec une apparence de logique, avec un froid calcul, avec des chants les uns suaves, les autres grotesques ; c'est un mélange affreux, inimaginable, impossible et pourtant réel.

L'accès dure jusqu'à la fin de la nuit. Pendant la journée, le malade est mis dans le bain ; il se calme un peu ; il promet d'être tranquille si on ne l'attache plus, et il tient parole ; il est encore verbeux, ému, délirant, mais non pas agité. La nuit se passe bien, et, le jour venu, la raison est presque complète. Pendant encore un mois, M. Nicolas conserve une grande disposition à s'agiter ; il est envers tout le monde d'une exigence extrême ; il menace, si on le contrarie, de devenir furieux ; il assure que, quand il le voudra, il paraîtra aussi fou que pendant la nuit où il a tant crié ; il proteste en même temps contre toute imputation de folie, et comme il a beaucoup lu, il s'appuie de l'opinion de certains auteurs modernes qui, en l'entendant, auraient été assez embarrassés de lui répondre. « Suivant MM. tels et tels, disait-il, pour être fou, il faut parler ou agir sans savoir ce qu'on fait ou ce qu'on dit; or, comme je sais toujours l'un et l'autre, il en résulte que je ne suis pas fou. »

Le lecteur voudra bien croire que je ne mets pas ces paroles dans la bouche de M. Nicolas pour en prendre occasion de critiquer des opinions qui ne sont pas les miennes. Je raconte ce que j'ai entendu, rien de plus; mais la leçon est bonne et ne doit pas être perdue. M. Nicolas ajoutait encore : « Vous devez tout supporter de la part d'un aliéné; un aliéné vous tuerait que vous n'auriez pas le droit de lui donner une chiquenaude. » Et comme il se voyait enfermé sous l'imputation de folie, dans ses mauvais moments, il aurait certainement tué son médecin ou celui de ses gardiens auquel il en voulait tant, certain d'avance que la loi l'excuserait. C'est cependant un homme fort doux, d'un caractère bouillant, mais sans aucune méchanceté. Son exaltation, sa colère, ses pensées homicides étaient uniquement l'effet de sa maladie.

Ce qu'on a fait pour le traitement de M. Nicolas, le voici. On lui a donné des bains prolongés et rafraîchi la tête pendant le bain; on l'a nourri d'aliments végétaux et de lait; on l'a isolé de sa famille et du monde; on a été avec lui bienveillant et ferme, et, par de bonnes raisons, on a cherché à redresser son jugement. Que toutes ces choses aient été bien faites, et que, bien faites, elles aient rempli toutes les indications, je ne le crois pas. Les gardiens n'ont pas toujours la patience qui leur est tant recommandée; il s'irritent trop souvent des injures que leur adressent les malades, et parfois ils repoussent des coups par des coups. On ne trouve pas chez eux l'accomplissement du précepte donné par M. Nicolas, de se laisser tuer et de ne pas même rendre une chiquenaude. Sur ce point, même sans rêver une perfection impossible à obtenir, que de changements à désirer !

Il aurait fallu de plus pour M. Nicolas, pendant sa grande agitation, une température fraîche, de l'obscurité, un silence profond autour de lui, et, pendant sa convalescence, aucun contact avec les aliénés. Lorsque dans son délire il exprimait des sentiments doux et tendres et qu'il semblait s'apitoyer sur ses compagnons d'infortune, les sons d'une musique appropriée à ces sentiments auraient peut-être opéré une crise salutaire. J'ai soigné une dame qui, en proie à des idées tristes, ne voulait pas quitter son lit dans la crainte d'être distraite. J'ai fait faire de la musique dans une pièce voisine de la sienne; elle en a été d'abord un peu contrariée, puis émue, puis satisfaite, et, profitant d'un moment où elle ne se croyait pas observée, elle s'est levée pour aller se mettre au piano. Sa guérison a commencé dès ce moment. Un homme, auparavant du nombre de ceux qu'on appelle *viveurs*, refusait depuis longtemps de manger, et il n'avalait rien qu'à l'aide de la sonde. Autour de lui, tout était fort triste, et nos paroles, qui avaient principalement pour but de l'exhorter à prendre de la nourriture, n'avaient rien qui pût le récréer. Je fis venir près de lui un ménétrier; il entendit des airs de valse, et il mangea.

A la vérité, M. Nicolas n'a pas entendu de musique, et cependant il a guéri. Mais qui pouvait prévoir, pendant son exaltation, si c'était ou non le début d'un long accès de manie? Et avant que les sensations ne fussent perverties, avant une incohérence plus grande dans les idées, n'importait-il pas d'agir par tous les moyens reconnus efficaces? En cas pareil, si je pouvais employer la musique, je l'emploierais. Si je pouvais, dis-je, car quand il s'agit des pauvres, ce que la science indique, on le fait si l'on peut. Les pauvres ont ce triste privilége: ils sont plus souvent malades que les riches, et beaucoup de remèdes qui les guériraient ne sont pas à leur portée!

Recherchons dans de nouveaux faits des indications nouvelles.

4e Observation. — *Gâteries pendant l'enfance continuées jusqu'à l'âge adulte; vie oisive; vanité exagérée; préoccupations; erreurs des sens; préparatifs d'homicide; traitement moral; résultat incomplet.*

M. Jean est un homme grand, sec, d'une physionomie assez intelligente, mais dont les yeux sont égarés; ses cheveux grisonnent; il a quarante-deux ans et se dit homme de lettres. La police l'a arrêté au moment où il cherchait à s'introduire de vive force dans l'appartement d'une actrice dont il se prétendait aimé; il s'était muni de deux pistolets, pour, au besoin, se débarrasser des rivaux qui voudraient lui barrer le passage. On l'a conduit à Bicêtre dans le courant de janvier 1843, le lendemain de son incartade.

Né de parents fort riches et liés d'amitié avec plusieurs membres de la famille impériale, son avenir se présentait sous les plus brillants auspices, et il n'y avait pas, dans l'empire, de dignité si élevée qu'il ne pût espérer d'y atteindre. On l'habitua donc dès ses jeunes années à l'idée de posséder une grande fortune et d'avoir une haute position. Il est aujourd'hui et déjà depuis longtemps un des hommes les plus pauvres et les plus malheureux que je connaisse. Il n'a ni argent, ni capacité pour un travail utile, ni volonté pour remplir un emploi qui le nourrisse, et de sa vie première, il n'a conservé que deux choses, deux défauts : la paresse et la vanité.

Sa mère l'a si tendrement ou plutôt si aveuglément aimé, qu'elle lui a laissé sur tout une liberté complète. Enfant, quand il battait sa bonne, sa bonne devait se laisser battre, ou elle était chassée ; élève sous un gouverneur, il avait le droit de faire ce qu'il voulait ou de ne rien faire, et le gouverneur devait l'applaudir. Pour tout il en était de même, aussi doit-on s'étonner qu'il ne soit pas devenu le pire des hommes. Les désastres de 1815 ont tari la source de la fortune de ses parents, et son père, en conservant des habitudes de luxe et de confortable, a tout dissipé. Sa mère s'est dévouée ; elle les a soutenus et nourris l'un et l'autre ; mais elle a continué à son fils une tendresse auparavant ridicule et désormais coupable. Ce qu'elle a pu lui épargner de privations, de chagrins, de travail, elle le lui a épargné ; ce qu'elle a pu lui continuer de gâteries, elle le lui a continué. Et lui, il est resté enfant, ayant besoin des gâteries de sa mère et incapable d'une occupation obligée. Maintes fois d'anciens amis lui ont offert des emplois lucratifs ; il les a refusés : cela eût dérangé ses habitudes. Or ses habitudes, c'était de trouver à point nommé et préparé par sa mère tout ce dont il avait besoin; c'était de se promener, de rêver, de fréquenter la Bibliothèque royale et d'écrire. Il a composé trois volumes qu'il a publiés aux dépens de ses amis, et dont, malgré quelques annonces pompeuses insérées dans plusieurs journaux, il n'a pas été vendu trois exemplaires.

Jusque-là il n'est pas malade; voici qu'il le devient; c'est lui-même qui parle. Je transcris la relation qu'il m'a remise des faits qui ont précédé et motivé son arrestation.

« Je rencontrai, dit-il, il y environ dix ans, aux Champs-Élysées, une jeune personne qui me parut m'avoir remarqué d'une manière très-bienveillante. Je fus aussi vivement impressionné de sa beauté, mais surtout de quelque chose de mystérieux et d'extraordinaire que je crus observer en elle. Je fus tenté de la suivre, et n'osai pourtant le faire, n'ayant jamais suivi une femme. Je pensai que le temps et l'étude effaceraient, comme d'autres fois, cette première impression.

« Six semaines après, j'entendis parler des débuts d'une jeune cantatrice italienne que l'on dépeignait comme une personne *remarquable*, extraordinaire. Ces expressions, conformes à mes premières impressions qui subsistaient toujours, me donnèrent l'idée que cette Italienne pourrait bien être la jeune personne que j'avais rencontrée aux Champs-Élysées. Je me proposai de vérifier cela; mais je remis à un autre temps la vérification de mes conjectures. J'allai enfin aux Italiens pour la représentation à son bénéfice. Elle chanta un morceau de bravoure; elle avait à la main une couronne de fleurs qu'elle semblait tresser, et, par des signes de tête, elle me donnait à entendre qu'elle n'était pas contente d'elle ; elle ne se croyait pas en voix. Il me sembla encore qu'elle m'avait favorablement distingué. Sans me présenter chez elle, je cherchai à la voir ailleurs. Elle logeait alors presqu'en face de la Bibliothèque royale, où j'allais tous les jours, et nous nous rencontrâmes quelquefois. Je la voyais à sa fenêtre, et de sa fenêtre elle apercevait l'intérieur du grand escalier de la Bibliothèque, et là surtout, où nous pouvions nous voir sans être vus du dehors ou de l'intérieur de son appartement, que son oncle partageait avec elle, elle me témoignait les sentiments les plus affectueux, les plus passionnés. Elle savait les heures où j'arrivais, et surtout l'heure où je sortais, qui était l'heure de la clôture de la Bibliothèque, et elle m'attendait à mon arrivée, mais principalement à la sortie, sortant en même temps que moi. Un jour une voiture l'attendait à la porte de son hôtel ; dès qu'elle me vit descendre, elle descendit aussi, et cheminant ainsi dans la rue à deux pas de distance, elle me témoignait toujours la même tendresse de sentiments ; mais comme elle n'était jamais seule et presque toujours en voiture, je n'osai jamais l'accoster, bien qu'elle fît mettre quelquefois la voiture au pas en sortant de chez elle. Une fois, peu de jours après la clôture de la saison théâtrale, je la vis à sa fenêtre, pâle, défaite, désolée, l'œil flamboyant, égaré..... Le lendemain, sans regard, l'œil éteint, le visage bouffi, jaunâtre, verdâtre..... Le surlendemain son appartement était désert..... Elle était allée passer la belle saison à Mantes. Je lui écrivis à la campagne ; je lui avais même écrit avant son départ; mais elle ne me répondit pas. Je la priai de me renvoyer mes lettres si elles lui déplaisaient; elle ne les renvoya pas, d'où je conclus qu'elle ne s'en trouvait pas offensée..... A son retour de la campagne, je crus devoir la prévenir que j'étais sans fortune. Vous souvient-il encore, lui écrivais-je, de ce pauvre jeune homme que vous avez si profondément blessé?..... Oh! dites-moi ce soir si vous m'aimez toujours ou s'il faut mourir! *La fortuna..... ho la fara!* me répondit-elle le soir même sur la scène en se tournant vers moi..... Je me présentai plusieurs fois chez elle inutilement. Enfin un jour, entre neuf et dix heures du matin, on me dit que Mademoiselle allait venir au salon, où l'on me fit entrer. A sa place je vis paraître un jeune homme qui se prétendit autorisé à répondre pour elle comme elle-même. Il me dit ce qui lui convint; mais ne m'attendant pas à cette rencontre, je crus que cette femme se jouait de moi. Je résolus de ne plus la voir; mais ayant d'avance arrêté ma place pour le soir même au spectacle, qui était composé de *Roméo et Juliette* et une autre pièce, j'y arrivai à la fin de la première, où elle jouait seulement, et dans laquelle elle trouva encore le moyen de m'adresser ce mot: *Fuyons! Andiamo!*..... Je pris des renseignements dans le monde auprès des personnes de son pays qui me semblèrent les plus recommandables et les mieux renseignées, des personnes qui n'ont pu ni voulu me tromper; elles m'assurèrent, en me priant de ne les pas nommer, qu'elle n'était pas libre! et mon expérience de dix années ne semblait que trop confirmer la vérité de cette assertion..... Je portai plainte au procureur du roi: — Eh! je le sais, me répondit-il; ces gens-là ne sont justiciables que de l'opinion et sont punis par l'esprit public. — Mais, Monsieur, si ces gens-là, selon moi fort au-dessous du mépris, se croient au-dessus, ils ne sont donc justiciables de rien?..... J'en appellerai à l'indignation publique..... — Vous en subiriez les conséquences!.....

« Quant à la cause de mon arrestation, je conviens que je me suis laissé emporter à un premier mouvement de colère et de jalousie; j'avais vu ou cru voir entrer un banquier très-connu dans la maison de Mme X, où le domestique de ce banquier avait eu l'air de me provoquer. Alors je courus à l'appartement de Mme X, j'y fis un bruit d'enfer, un vacarme effroyable pour y attirer le banquier. C'est alors que le concierge et le propriétaire de la maison où je menais du bruit me firent arrêter. C'était dans les droits de l'un et dans les devoirs de l'autre.....

« Il en coûte toujours à l'amour-propre de reconnaître qu'on s'est trompé; mais je crois qu'on est plus excusable d'errer que de persévérer dans une erreur reconnue. Je n'ai jamais eu d'ailleurs que des intentions droites, honnêtes. J'étais incertain, j'ai même combattu cette inclination à outrance dans le principe; mais dès que j'ai cru m'être assuré de la position exceptionnelle de Mme X, je n'ai plus hésité.

« Je disais à ma partie adverse, lorsque je croyais en avoir une : Ce n'est ni à vous ni à moi, parties intéressées et qui nous accusons mutuellement de folie, à décider la question; c'est à Mme X elle-même; faites-la s'expliquer sous la sauvegarde de la publicité, et je m'en rapporte bien volontiers à elle. Cette satisfaction, qui m'eût évité bien des mécomptes, ne m'a jamais été accordée, par la raison sans doute qu'elle était déraisonnable, impossible; mais on sent que je puis, que je dois le regretter.

« Du reste, j'accorderai facilement que tout cela n'ait été qu'une longue suite d'illusions; néanmoins, ne me trouvant point juge compétent dans ma propre cause, je m'en rapporterai aussi, Monsieur le docteur, à votre jugement, plus sûr et plus désintéressé que le mien. »

Ce récit, quoique long, n'est pas complet; le malade omet de parler de deux pistolets qu'il portait sur lui, et dont il avait menacé de se servir contre l'actrice dont il voulait punir les prétendues fourberies, et contre les personnes qui s'opposeraient à son passage.

On le croira sans peine, il m'a fallu longtemps pour guérir ce malade : plus de six mois ont été employés à le détromper, plus de six autres mois à le tirer de sa fainéantise. J'ai voulu de lui, et c'était là, je crois, la principale indication à remplir, j'ai voulu l'aveu qu'il s'était trompé; que lui, déjà vieux pour une jeune et brillante personne, mal façonné, les cheveux grisonnants et rares, pauvre, timide et parlant avec gêne, il n'avait pu l'emporter sur des hommes jeunes, brillants et riches; que sa préoccupation seule avait produit ces illusions dont son esprit était si fortement frappé; que son long désœuvrement l'avait jeté dans une rêverie nuisible à sa raison; enfin que l'autorité n'avait fait que son devoir en l'envoyant à Bicêtre. Pour en arriver là, il a fallu bien des observations, des gronderies, des reproches, des sarcasmes. D'abord, rien de ce qu'on imputait au malade n'était vrai; puis cela était en partie vrai, mais exagéré; puis, en supposant que cela fût vrai, il n'y avait de réellement répréhensible que l'attaque avec des pistolets, et c'était là un cas de Cour d'assises et non de traitement médical. L'amour-propre du malade venait toujours à la traverse, et c'était avec cette passion qu'il fallait compter; la paresse ne venait qu'après. Rarement, à l'aide des paroles seules, obtenais-je quelque chose; il fallait, en outre, l'action du temps. Quelque ton que je prisse, affectueux ou sévère, je blessais à coup sûr, parce que je disais la vérité; mais la blessure se fermait et l'idée ne s'oubliait pas; je m'apercevais, au bout d'un certain temps, qu'elle avait fructifié. Après une conversation dans laquelle j'avais échoué, j'affectais envers le malade l'insouciance et l'abandon. D'abord il s'en accommodait, parce qu'il était débarrassé de mes obsessions; mais la tranquillité revenue, il trouvait le temps long, s'ennuyait, et dans l'espérance de se délivrer de l'ennui, il me faisait les concessions que je lui avais demandées. Quand il tardait à revenir à moi, quand il paraissait trop se résigner à sa position, un de mes élèves bien affectionnés et pleins de dévouement pour nos malades, M. Marcel, allait lui donner des conseils, et lui enseignait comment il fallait s'y prendre pour se concilier ma bienveillance.

Un mobile que l'on aurait cru devoir être très-puissant sur l'esprit du malade, c'est le désir d'embrasser sa mère. Dans son isolement, loin de toute voix amie, on penserait qu'il avait besoin d'être avec celle qui l'avait toujours comblé de caresses : non, il y pensait peu, et quand il lui écrivait, c'était avec sécheresse, et il ne faisait aucun sacrifice pour mériter de la voir. Il était gâté jusqu'au cœur.

Afin de seconder mes efforts pour le détromper,

j'aurais voulu faire arriver dans sa tête des idées nouvelles, par des occupations variées, par des obligations à remplir, enfin par une vie active. C'est un moyen indirect, mais un moyen puissant, de détruire des idées fausses, que de s'occuper d'idées vraies, ces dernières n'eussent-elles aucun rapport avec les autres. Pendant ce temps, l'esprit se repose, et, reposé, il tend à rentrer dans sa voie. Les habitudes de fainéantise du malade étaient un obstacle à la prompte réussite de ce moyen, mais elles ont cédé à force de longueur de temps, et ont fait place à des habitudes contraires.

Nous avons mis plus d'un an avant d'arriver là ; et alors non-seulement les paroles de M. Jean étaient celles d'un homme sensé, mais l'expression de sa physionomie, le calme et la franchise de son regard, chose que les aliénés ne savent pas feindre, mais sa conduite tout entière, me donnaient la certitude que sa passion délirante avait cessé d'exister. Il méritait donc et il a obtenu sa sortie.

Compterai-je ce cas au nombre des guérisons dues au traitement moral? La maladie avait cessé d'exister, il est vrai; mais cela suffit-il? Un enfant a un ulcère scrofuleux : on cicatrise l'ulcère, mais la scrofule a-t-elle pour cela disparu? Un homme est atteint d'un cancer : on enlève la tumeur, mais la diathèse a-t-elle cessé? Or M. Jean, et avec lui beaucoup d'autres, n'ont-ils pas, s'il m'est permis de le dire, une diathèse de l'esprit qui, à la moindre provocation, se manifeste par le retour des désordres intellectuels? Assurément il en est ainsi, et c'est pour cela qu'il y a chez ceux qui ont été aliénés de si nombreuses rechutes. Qu'est-ce qui a, pendant quarante-deux années, présidé aux actions de M. Jean? La vanité et la paresse. Ces deux passions l'ont conduit à la folie, et, la folie détruite, les passions dominantes comprimées par une direction soutenue, la raison a triomphé. Mais une raison aussi nouvelle a besoin de soutien; les passions dominantes ne sont pas tellement réprimées que la diathèse ne subsiste encore et n'attende que l'occasion pour produire de nouveaux symptômes. Après ce que, dans le langage ordinaire, nous appelons une guérison, il faudrait donc, dans les cas analogues à celui que je viens de citer, un bon régime moral, une tutelle éclairée et ferme, en un mot, une véritable éducation.

L'une des causes qui ont beaucoup retardé la guérison de M. Jean, c'est la pauvreté de son cœur; car il n'aimait pas réellement sa mère, et dans sa passion pour une grande actrice, il entrait plus de vanité que d'amour. L'amour, un amour légitime, a exercé une influence salutaire dans le traitement du malade dont il va être question.

5^e^ Observation. — *Vie laborieuse, mais trop solitaire; préoccupations pour des minuties; scrupules; crainte d'empoisonner les autres; hallucinations; traitement moral; guérison.*

M. Denis, jurisconsulte, âgé de quarante-cinq ans, habitant la province et très-assidu aux travaux de sa profession, riche, marié à une femme jeune, belle, vertueuse et d'un caractère extrêmement doux, père d'un garçon qu'il avait ardemment désiré, jouissant d'une considération héréditaire dans sa famille, et paraissant réunir en toutes choses les chances possibles de bonheur, tomba dans une étrange et rare illusion : il lui semblait qu'il était un foyer pestilentiel, et qu'il empoisonnait par son contact, par son haleine, par ses déjections, tout ce qui se trouvait autour de lui. Comme il est extrêmement bon et préférant le bien-être des autres au sien, il s'était réduit, par un enchaînement d'idées facile à suivre, à passer ses jours dans les privations, la solitude, l'immobilité et le silence. En parlant, il aurait, par son haleine, empoisonné son interlocuteur; en agissant, il aurait touché des objets qu'un autre aurait touchés après lui; en mangeant, il aurait pris avec les doigts une assiette, une fourchette, etc., et cela était dangereux pour les autres. En buvant, en mangeant, il se préparait d'ailleurs l'obligation de rendre des urines, d'aller à la garde-robe, et il pouvait résulter de là des conséquences funestes.

Avant que sa maladie fût arrivée à cette extrême période, M. Denis s'en cachait devant les étrangers, dans la crainte du ridicule. Ainsi il parlait, mais en se tournant de côté et en affectant de regarder un objet quelconque placé à portée de sa vue; il avançait ou reculait un siége, mais avec la jambe et non avec la main nue; il traversait une porte, mais seulement quand quelqu'un passait avant lui et l'ouvrait : sous ce rapport, il était d'une politesse embarrassante pour ses inférieurs et pour les personnes d'un âge au-dessous du sien.

Pas n'est besoin de dire qu'il n'embrassait ni son enfant, ni sa femme, ni ses meilleurs amis, et qu'il était avec eux ou très-froid, ou, ce qui est l'équivalent, très-cérémonieux, de telle manière qu'on n'osait pas même lui tendre la main. Jamais il ne touchait à une bouteille ni à une carafe pour se verser à boire; il eût plutôt étouffé; à table, il refusait qu'on servît rien sur son assiette, mais quand on insistait trop vivement, il mangeait tout, exactement tout ce qu'on lui avait servi. Je ne sais si, à cette période de sa maladie, il lui est arrivé de voir un os joint à la viande qu'on lui offrait; dans ce cas, ou il n'aura touché à rien, ou il aura caché l'os pour l'écraser ensuite et l'avaler. On l'a vu, mangeant des poires, avaler la pelure, les pepins et la queue; on l'a même vu avaler la partie verte et ce qu'on appelle le foin d'un artichaut. Alors on ne connaissait pas jusqu'où allait l'exagération de son délire, et l'on ne pouvait par conséquent pas en prévenir les conséquences.

A la pensée que ses émanations étaient funestes est venue plus tard s'en ajouter une tout opposée et non moins singulière, c'est qu'il y avait à cela des exceptions, et que sa belle-mère et sa femme, par exemple, loin d'en être incommodées, devraient en ressentir une influence des plus favorables. Alors, lui, dont toute la vie avait été réservée et modeste, il proposa à ces deux dames, et cela avec de vives instances, de se mettre ensemble dans le même lit que lui. Les médecins jouissaient aussi d'une certaine immunité, et il n'hésitait que rarement à leur donner la main ou à se laisser tâter le pouls.

Il n'y avait plus là seulement une idée fixe et des conséquences logiques dérivant de cette idée; il y avait, comme on le voit, déraisonnement, défaut de cohésion, démence dans la monomanie.

Le délire de M. Denis dépendait-il d'une sensation ou d'une idée? D'une idée. Il avait cru, rien de plus, et voici à quelle occasion. Atteint, l'année d'auparavant, d'un catarrhe bronchique très-opiniâtre et compliqué de crachements de sang, il y avait eu pour lui, et un peu aussi pour les autres, présomption de phthisie pulmonaire. Or il croyait que l'air sortant de la poitrine d'un phthisique n'est pas toujours impunément respiré par une personne saine, et il craignait d'exposer la santé de ceux qui l'eussent approché. L'infection de tout son corps était la conséquence de l'air empoisonné qu'il avait sans cesse dans la poitrine, et cette infection qu'il portait avec lui, il avait une frayeur extrême de la communiquer aux autres.

En cet état, il se croyait malade, il consentait à se laisser traiter, mais pour une maladie physique, et il se procurait lui-même des antiseptiques, des chlorures, dont on a trouvé une bonne quantité dans son meuble de toilette.

C'était bien là une maladie mentale, purement mentale; cherchons comment une opinion médicale, celle que l'air aspiré par un phthisique est dangereux, peut avoir entraîné des résultats semblables à ceux qui se sont développés chez M. Denis.

M. Denis n'a pas d'aliénés dans sa famille; seulement un de ses ascendants a été quelque peu bizarre de caractère; sa jeunesse s'est passée calme, il ne s'est adonné à aucun excès, il a vécu retiré, studieux, sans autre ambition que de parvenir à remplir dignement les devoirs de sa charge, et il y est arrivé; il n'a pas fait de perte d'argent, n'a eu aucun véritable chagrin de famille; son amour-propre, d'ailleurs très-modéré, n'a jamais reçu de blessures; enfin M. Denis était en repos sur tout, il avait une position enviable pour beaucoup, et de laquelle il semble que dépende le bonheur. Une seule chose l'occupait sérieusement, et souvent même le préoccupait : c'était l'examen des affaires sur lesquelles il était appelé à se prononcer. Il voyait tout, lisait tout, pesait tout, et n'osait décider. Son jugement était cependant éclairé, ses décisions trouvées justes; il faisait autorité parmi ses collègues; son opinion une fois connue, on lui prouvait par mille raisons qu'il avait raison; lui seul en doutait, et il se promettait, à l'avenir, d'examiner mieux. A marcher de cette façon, on tombe dans les minuties; il y est tombé, il s'est fatigué, il s'est ennuyé. Alors il est devenu maussade, sombre, tyran de sa femme; le catarrhe dont j'ai parlé étant survenu, lui a donné des idées de mort qu'un voyage fait dans le Midi n'a pas complétement dissipées, malgré une amélioration très-notable de la santé physique. Parti triste, il est donc revenu triste; il a passé l'hiver au coin du feu, seul, vis-à-vis de sa femme qu'il trouvait laide, prétentieuse, mal mise, et dont pourtant il se montrait jaloux.

En octobre 1843, au retour d'un voyage qu'il avait fait dans sa famille, M. Denis crut remarquer que, sur plusieurs points de la route, il était l'objet d'une attention désobligeante. Il pensa que ce pouvait être l'effet d'une inimitié qu'il se serait attirée par quelques paroles indiscrètes qu'il aurait dites autrefois. De retour chez lui, il confia sa crainte à quelques amis qui ne parvinrent pas à le détromper complétement; il conserva donc la pensée qu'il avait des ennemis, et pour se mettre en état de se défendre contre eux, et au besoin de les provoquer en duel, il prit des leçons de tir au pistolet. Etant allé à la campagne, il lui sembla que dans l'auberge où il était logé on mêlait à ses aliments des substances de mauvais goût, et que l'on avait mis entre les draps des croûtes prises sur une plaie. Il entendit des passants parler entre eux, et il comprit que l'on parlait de lui et d'un duel qui aurait eu lieu à son occasion. Tout cela l'exaspérait fort, et c'est à grand'peine que ses amis l'empêchèrent de faire un éclat. Revenu de nouveau chez lui, il eut la pensée que des émanations sortant de son corps empoisonnaient tout, et c'est alors que commença la série de symptômes dont j'ai parlé tout à l'heure, symptômes qui devinrent dominants, et firent à la fin disparaître tous les autres.

Le délire s'étant aggravé au point de compromettre la vie du malade, M. Chomel fut consulté, et il décida qu'il n'y avait de ressources que dans l'isolement. Cet honorable professeur voulut bien me faire appeler; nous vîmes ensemble M. Denis, et nous convînmes des bases du traitement auquel on devait le soumettre aussitôt qu'on l'aurait séparé de sa famille. M. Denis fut en conséquence placé dans une maison de santé, et, avec l'assistance de mes confrères, MM. les docteurs Perrot et Lisle, je lui donnai mes soins.

La séparation fut pénible et donna à M. Denis de nouvelles idées tristes. Ses émanations nuisibles allaient peut-être empoisonner les personnes de la maison; ses émanations bienfaisantes ne profiteraient plus à sa femme ni à sa belle-mère. C'était là le mauvais côté de l'isolement. Le bon côté, c'est qu'admis dès le premier jour à la table commune avec les médecins et la directrice de la maison, et craignant de paraître trop ridicule ou d'être réprimandé s'il ne mangeait pas, il prit tout d'abord un repas meilleur qu'il n'avait fait depuis longtemps. Maintenu par une certaine réserve que les personnes bien élevées et d'un naturel timide conservent plus longtemps que d'autres, même quand elles ont perdu la raison, M. Denis ne parlait guère de sa maladie qu'à mes confrères et à moi; il lui était interdit d'en parler à d'autres, et il s'y conformait assez exactement. Ses idées l'obsédaient, mais non plus sans interruption ; il s'y était joint le désir de revoir sa famille et surtout sa femme, qu'il aime passionnément, de recouvrer sa liberté, de n'être pas sans cesse entouré d'étrangers ayant mission de le diriger, de veiller sur toutes ses actions et de les contrôler. Il est dur de se trouver ainsi isolé, et pour sortir d'un pareil état, pourvu que l'on conserve une certaine lucidité, on fait bien des concessions. M. Denis se montra disposé à en faire, et nous pria lui-même d'ordonner l'emploi de son temps. L'ordonnance n'était pas difficile à rédiger : il s'agissait simplement pour M. Denis de faire ce que nous faisons tous, ce qu'il avait fait lui-même pendant sa vie entière. Il obéit matériellement avec assez d'exactitude, mentalement aussi bien qu'il le put. Nous avions soin de causer souvent et longtemps avec lui, quelquefois de sa maladie, pour lui donner des avis tendant à le détromper, mais de préférence sur quelque autre sujet de nature à lui offrir de l'intérêt.

Heureux de sa docilité, nous nous en félicitions, et cependant elle nous étonnait; plus tard elle devint si entière, le malade nous demandait si scrupuleusement notre avis sur ses actions, que nous craignions de le voir tomber dans la démence. Nous eussions préféré plus d'énergie et même de la résistance, sinon toujours, du moins quelquefois. Quand toute volonté cède, l'intelligence est bien près de se perdre.

Nous n'avons pas tardé à être rassurés sur ce point; le malade cédait, mais il nous trompait en cédant. Comme il ne faisait plus que la volonté des autres, il ne pouvait pas mal faire; toute la responsabilité de ses actions retombait sur nous, et quand avec une sorte de déférence il nous demandait s'il devait ouvrir une porte, changer d'habits, donner à un pauvre son vieux chapeau, il rejetait sur nous le danger qu'il y avait à tout cela; il était, pour me servir d'une expression bien connue, il était le bâton dans la main du voyageur.

Quoiqu'il nous eût trompés, il allait mieux. D'abord son hygiène était bonne, et puis il avait pris des habitudes raisonnables. A le voir, et souvent à l'entendre, on n'eût pas dit qu'il fût malade. J'avais même permis quelques visites des parents et des amis du malade, sans qu'il en fût résulté d'inconvénient; le désir de rentrer dans la vie ordinaire, la contrariété d'être encore retenu s'en étaient augmentés; il y avait donc dans la santé un progrès réel, car quand des instincts ou des passions se développent légitimement sous l'influence de causes normales, c'est une véritable amélioration. Ici l'amélioration ne suivait pas la ligne droite; elle marchait en zigzag, mais elle allait au but.

Dès que j'eus reconnus le piége où j'étais tombé et que j'eus tacitement admiré la ruse de mon adversaire, ma résolution fut arrêtée; je compris que

M. Denis n'avait plus besoin qu'on le rassurât; il en était venu au point de pouvoir, par ses seuls efforts, surmonter sa maladie. A ma visite, je rencontrai M. Denis; je le saluai affectueusement, et je passai outre; mes collègues en firent autant, et il fut convenu entre nous que si M. Denis nous demandait des conseils, nous l'engagerions à s'en rapporter à lui-même et à tout décider sans notre concours. Le lendemain, il veut m'aborder; je le salue encore et je m'en vais. Plusieurs jours se passent ainsi. Lui, comme un pauvre aveugle que l'on aurait jusque-là conduit par la main et que l'on abandonnerait tout d'un coup à lui-même, il cherchait un appui et n'en trouvait nulle part. Il n'osait pas reculer; de bonnes habitudes étaient prises, il les conservait; il lui était moins difficile de persévérer qu'il ne le lui avait été de commencer; et puis l'espoir de sortir bientôt, d'être libre, de n'avoir plus à compter avec ce qu'il pouvait appeler les caprices des médecins, le soutenait dans sa persévérance. Il espérait d'ailleurs ou bien que je me désisterais de mon nouveau plan de conduite, ou bien qu'il m'en ferait désister. Comme je continuai, il se fâcha, et un jour que je me préparais à le quitter après lui avoir fait mon salut ordinaire, il me reprocha durement ma conduite envers lui, me rappela à mes devoirs, me dit qu'il avait droit à mes conseils et que j'eusse à les lui donner. Je lui répondis tranquillement, mais froidement : « Je n'ai rien à ajouter aux conseils que je vous ai donnés mille fois; vous les connaissez, suivez-les si vous en êtes capable; sinon, résignez-vous à rester. Vous prétendez être en état de sortir; sorti, viendriez-vous, pour les choses les plus ordinaires de la vie, prendre l'avis d'un médecin? Vous avouez ne pouvoir rien faire de vous-même, soyez donc en tutelle et soyez-y aussi longtemps que durera votre incapacité. Adieu, monsieur. » Il fut tout honteux de son incartade. Le lendemain, il vint à moi, me tendit la main, en me demandant la paix. Il avait pris l'initiative sur plusieurs choses, et alors il la prenait doublement, car il me témoignait le désir de faire une promenade hors de la maison. J'y consentis de grand cœur, et il en profita.

En même temps que je m'efforçais d'opposer une digue au débordement de ses idées délirantes, je mettais tous mes soins à occuper son esprit. Il faisait des lectures, il apprenait par cœur, il étudiait des livres de science, et il me donnait de vive voix ou par écrit l'analyse de ce qu'il avait étudié. Un jeune garçon, souvent peu attentif, était dans la même maison que lui; il lui faisait des répétitions auxquelles il mettait dévouement et patience. C'était comme une initiation à la vie de père de famille, et M. Denis avait à cœur de me prouver que, rentré chez lui, il serait mieux en état que jamais de remplir ses devoirs. Il se montrait toujours jaloux de sa femme, mais avec une certaine mesure. Auparavant, cette passion devenait souvent injurieuse pour celle qui en était l'objet; elle s'était beaucoup adoucie; elle conservait les formes d'un amour encore exigeant, mais qui ne s'écartait pas trop d'une respectueuse adoration.

Les premiers symptômes de folie ont éclaté chez M. Denis pendant le courant d'octobre 1843; ils étaient dans leur plus haute intensité en juillet 1844, époque à laquelle le traitement a commencé; ils avaient disparu en avril 1845. Aujourd'hui M. Denis est bien; il y a tout lieu de penser que sa guérison sera durable, s'il a la sagesse de ne pas reprendre ses anciennes habitudes d'une vie solitaire et ennuyeusement occupée. Pour le guérir, je n'ai pas employé un seul remède physique, rien n'indiquant la nécessité d'aucun moyen de ce genre. Le traitemoral seul a tout fait. Maintenant, s'il y avait rechute, serait-ce la faute de ce traitement? Un homme guéri par la quinine d'une fièvre intermittente, et qui s'expose aux effluves marécageux peut-il, lorsqu'il retombe, en accuser la quinine? Dans l'un comme dans l'autre cas, éloignez la cause de la maladie pour que la guérison soit durable; c'est ce que j'ai fait dans le cas suivant, où une rechute qui était fort à craindre n'a pas eu lieu, grâce à la surveillance que j'ai pu continuer sur l'individu longtemps après sa sortie de l'hospice.

6e Observation. — *Répétition de mots; idées envahissant subitement l'esprit et disparaissant pour être suivies d'autres idées présentant la même fixité. Pendant quelques jours observation simple du malade; aggravation des symptômes; ensuite traitement moral et guérison.*

L'observation qu'on va lire a été recueillie sous mes yeux et rédigée par M. Marcel, alors élève interne dans mon service à l'hospice de Bicêtre; elle offre un exposé si fidèle de ce que nous avons vu et fait dans cette circonstance, que je la transcris sans y rien changer.

« Thierry, âgé de trente ans, garçon marchand de

vin, est entré à Bicêtre le 10 janvier 1843. Il avait eu pour voisin, dix à douze ans auparavant, un homme qui avait, dit-il, la tête dérangée; il en fut frappé, et dès ce moment il commença à avoir ce qu'il appelle ses idées. Peu prononcées dans les premiers temps, elles allèrent en augmentant, et voici comme il rend compte de ce phénomène :

« Ces idées sont de toutes sortes; quand il en a une il la conserve longtemps, dix minutes, un quart d'heure, une demi-heure, puis elle disparaît pour faire place à une autre qu'il conserve plus ou moins longtemps. Quand il nourrit longtemps une idée, elle lui fait mal; il en éprouve de la gêne dans la respiration.

« Ces idées ou répétitions d'idées avaient lieu comme malgré lui; il avait la conscience de leur existence ainsi que celle de son impuissance presque absolue pour les chasser de son esprit; il répétait nécessairement. Ces répétitions n'avaient jamais rien de spécial; elles roulaient sur ses propres idées comme sur celles qui lui venaient des autres. Quelquefois il répétait tout haut, la nuit comme le jour, tantôt bien, tantôt mal. Parfois ses idées ont pour objet même ses répétitions : il pense qu'il est obligé de répéter ce qu'il dit pour se faire comprendre, et il cesse seulement de répéter lorsqu'il croit qu'on a compris. Au moment où il est absorbé par ses idées, si l'on vient à lui parler, il lui est souvent impossible de répondre, soit qu'il n'entende pas, soit qu'il ne le puisse : sa volonté n'ayant pas de prise sur la répétition des mêmes idées.

« Quand Thierry était marchand de vin à son comptoir, il ne lui arrivait jamais de répéter les *ca-*

*nons* qu'il servait, en sorte qu'il ne se trompait pas à cet égard; mais souvent il lui arrivait de regarder fixement quelque chose des vêtements ou de la figure des buveurs, les boutons d'un habit, par exemple; il y attachait ses yeux, et restait dans la contemplation de cet objet au point d'oublier son service. Il était alors tellement absorbé qu'on était obligé de lui rappeler qu'on n'était pas servi; alors il faisait ce qu'on lui demandait, puis il revenait à sa première contemplation.

« En me donnant ces renseignements, il lui arrive de répéter à chaque instant la même phrase et plusieurs fois de suite; puis, après avoir répété, me dire : « Tenez, voyez, Monsieur, voilà que je répète, et c'est plus fort que moi, je ne puis pas m'en empêcher. »

« Depuis deux mois, cet état a beaucoup empiré; il n'a plus aucun pouvoir de faire cesser ses idées. Depuis qu'il est ici, il a voulu combiner deux mouvements de tête, et il n'a jamais pu y réussir : c'est une répétition dans les mouvements semblable à celle qui a lieu pour ses idées.

« Céphalalgie depuis un an. Non adonné à la boisson, il se retenait de boire. Caractère doux; activité. A la visite, il est enfoncé dans ses couvertures, il a l'air bête et gêné. Son crachoir est rempli à moitié de crachats mousseux, blanchâtres; quand il se regarde, il dit que l'intérieur de sa poitrine est malade et qu'il faut le soigner. Pouls, 62. M. Leuret, voulant prendre le temps d'observer le malade, ne fait provisoirement aucune prescription.

« 13 *janvier*. Il arrive quelquefois à Thierry de répéter certains mouvements; il les répète, et un instant après, il se surprend lui-même à les répéter irrésistiblement, bien que déjà la série d'idées qui les a amenés soit épuisée. Ces mouvements seraient inconvenants ou nuisibles, qu'il aurait beaucoup de peine à s'en défaire physiquement et moralement.

« Il n'a que deux portions d'aliments ; le refus que l'on fait de lui en donner davantage le contrarie vivement ; il pleure.

« 14 *janvier*. Quelquefois il est absorbé par ses idées au point d'oublier d'aller à la garde-robe : cela dépend, dit-il, de l'échauffement du sang. Il s'émeut de ce que M. Leuret passe près de son lit sans paraître s'occuper de lui ; si on ne le traite pas, dit-il, il ne saurait guérir.

« 16 *janvier*. Hier je lui avais dit que M. Leuret le croyait paresseux, parce que le matin, à sa visite, il le voyait toujours au lit. Je lui conseillai d'être debout pour cet instant et de demander de l'ouvrage s'il voulait qu'on s'occupât de lui.

« Le matin, Thierry est debout, et c'est lui qui a fait son lit. Malgré ce progrès, M. Leuret paraît devant lui n'en pas tenir compte et le regarde comme paresseux ; il refuse donc d'augmenter ses aliments. Il s'éloigne, puis me charge de la démarche suivante. Je me rends près de Thierry et je lui conseille de s'occuper dans la journée, d'apprendre une chanson pour la réciter demain matin à M. Leuret. « Pour récompense, lui dis-je, je prends sur moi la responsabilité de doubler vos portions sans en parler à M. Leuret. » Il me représente avec des mouvements d'impatience qu'il lui est impossible de s'appliquer ; que ses yeux en lisant ne tardent pas à voir confusément les caractères sans pouvoir les distinguer. Alors ses idées lui arrivent; il répète, puis il est absorbé à les combattre et ne peut plus continuer sa lecture. Il s'indigne qu'on le croie paresseux et qu'on ne fasse rien pour le guérir.

« Suivant le désir de M. Leuret, je fais doubler les portions d'aliments de Thierry, et je le quitte en lui laissant voir que je compte sur lui.

« 17 *janvier*. Il est debout et s'approche de M. Leuret. Il s'avance vers lui avec une sorte de confiance en le saluant. Il s'empresse de dire qu'il est allé hier à l'école, qu'il a fait trois pages d'écriture. (Il va les chercher à sa classe et les rapporte aussitôt à M. Leuret.) Elles témoignent de son travail; mais M. Leuret lui fait observer d'un ton sévère que c'est peu s'occuper pour un homme que d'écrire trois pages dans une journée. Thierry ajoute qu'il a lu, mais qu'il lui est impossible de se rappeler l'objet de sa lecture. M. Leuret continue à le regarder comme un paresseux, et lui fait entendre qu'il faut qu'il travaille beaucoup plus pour qu'il soit content de lui.

« Sur l'invitation de M. Leuret, je prends Thierry à part, et je lui dis que l'on ne s'est pas aperçu que j'ai doublé ses aliments, sans quoi nous aurions été blâmés tous deux; je l'engage donc à beaucoup s'occuper dans la journée, parce que si demain M. Leuret s'aperçoit de ce que j'ai fait et apprend qu'il n'a pas travaillé, nous serons fortement grondés. A toutes ces représentations il répond toujours par les difficultés qu'il éprouve à s'occuper.

18 *janvier*. Il dit se trouver mieux; cependant il éprouve toujours beaucoup de peine à vaincre ses idées quand elles le dominent; il se trouve lâche de

ne pouvoir les surmonter, bien qu'il dirige tous ses efforts vers ce but.

« Il a lu et n'a pu rien retenir. M. Leuret l'accuse de paresse et s'étonne que j'aie augmenté ses aliments : « Les aliments ne vous conviennent pas; ils vous font porter le sang au cerveau et entretiennent vos idées. On diminuera les portions de moitié ! »

« 16 *janvier*. Hier il a écrit environ trois pages; il a aussi cherché à apprendre par cœur ce qu'il a écrit, mais il ne peut le matin nous en réciter que quelques lignes. M. Leuret lui témoigne néanmoins de la satisfaction et lui accorde immédiatement cinq portions. Thierry est content; il accepte l'invitation de M. Leuret de nous chanter demain une chanson de Béranger. En faisant son récit, il lui arrive de répéter deux ou trois fois la même phrase; mais M. Leuret le presse de continuer, ce qu'il fait aussitôt.

20 *janvier*. Le matin, il chante quatre couplets d'une chanson. M. Leuret paraît content, mais demande de nouveaux efforts. Avant la visite, Thierry s'est occupé dans la salle. Il me dit que l'application lui a fait mal à la tête; en chantant, il ne s'est arrêté qu'une fois, faute de mémoire; il paraît gêné et cligne des yeux.

« 21 *janvier*. Il essaie de chanter un couplet et se trouve arrêté au deuxième vers sans pouvoir aller plus loin. M. Leuret n'attend pas davantage et s'éloigne en disant : « Je savais bien que les aliments vous font monter le sang à la tête; on les réduira à deux portions ! »

« 23 *janvier*. Il s'apprête à chanter les derniers

couplets de sa chanson : « Comment, s'écrie M. Leuret, toujours la même chanson! — Oui, Monsieur. — Vous ne savez rien autre chose? — Non, Monsieur. » M. Leuret s'éloigne étonné et mécontent.

« J'engage Thierry à savoir quelque chose pour demain.

« 24 *janvier.* Il récite une petite anecdote assez mal; on est obligé de l'aider plusieurs fois. En récitant, il répète plusieurs phrases dans lesquelles il reste comme empêtré. M. Leuret se montre très-peu satisfait, lui fait observer qu'il répète comme aux premiers jours, et ne lui accorde que deux portions.

« Thierry déplore son insuccès, il en est même étonné; il désespère de mieux réussir.

« 25 *janvier.* Le matin, il est à la salle de danse; il danse avec plaisir, et s'excuse de ne pas être plus habile, car voilà huit ans qu'il n'a dansé. « Allons, Thierry, c'est assez bien, mais vous avez encore des progrès à faire, lui dit M. Leuret. — Ce n'est ni la danse ni la lecture, répète-t-il, qui me guériront; c'est le corps, chez moi, qui est malade. »

« 26 *janvier.* Il fait des exercices gymnastiques. M. Leuret lui témoigne son mécontentement de ce qu'il n'a rien appris pour nous réciter. Thierry met beaucoup d'action dans l'exercice auquel il se livre; il s'excuse de la grande difficulté qu'il éprouve à s'expliquer, et témoigne de sa bonne volonté et de ses efforts. « Tenez, mon garçon, une affusion chasserait de votre tête cette mauvaise humeur qui vous domine; cela vous donnerait, j'en suis sûr, la faculté de retenir par cœur. C'est un moyen bien efficace, qui a réussi à vos camarades : voulez-vous en essayer? (Thierry reste sans répondre et comme interdit.) Eh bien! à demain; nous verrons si vous en avez besoin. »

« 27 *janvier*. Il récite une chanson, mais il n'en sait pas l'air. Il répète une fois ou deux, et sans s'arrêter longtemps. M. Leuret lui témoigne sa satisfaction; mais il dit à Thierry qu'il faut qu'il fasse plus d'efforts, qu'il le croira toujours paresseux tant qu'il n'arrivera pas à un meilleur résultat; il l'encourage et se retire. Thierry proteste toujours de son zèle et de l'obstacle qu'il lui faut vaincre pour apprendre. (Cinq portions.)

« 28 *janvier*. A part un vers estropié, il chante une chanson sans répéter ni se troubler : elle est sue et dite maintenant. « Oh! c'est que j'y ai mis tous mes soins, dit-il. — Eh bien! vous nous en donnerez une autre demain. »

« 30 *janvier*. Chanson nouvelle : elle est très-bien sue, mais l'air est faux en certains endroits. Encouragements de la part de M. Leuret, qui ne cesse de lui faire observer qu'il attend toujours beaucoup plus de lui qu'il ne lui donne en ce moment; il faut aussi qu'il mérite les cinq portions qu'on lui a rendues. Thierry est gai; il reçoit comme au commencement, sans s'en émouvoir, les observations qu'on lui adresse.

« 31 *janvier*. Une anecdote bien récitée : sans la dire textuellement, il en rend très-bien compte. Encouragements.

« *Du* 1er *au* 7 *février*. Tous les matins, il récite, soit une anecdote, soit une chanson; de plus, il passe à la classe une partie de la journée, qu'il emploie à écrire. Il est actif. Il y a progrès; il ne peut cependant encore retenir convenablement l'air des chansons.

« 9 *février*. Toujours même zèle, mais succès médiocre ; les airs sont mal retenus. « Il faut encore vous retirer deux portions, car décidément les aliments vous portent le sang au cerveau et vous empêchent d'avoir de la mémoire. » Thierry déplore son insuccès ; il accepte avec résignation une privation qui lui paraît juste, quoique peut-être non méritée.

« 10 *février*. Il commence une chanson ; on l'arrête au vingt-deuxième vers, parce que l'air est mal su. « Voyons de suite une autre chanson ; vous ne savez pas celle-ci. » Il essaie d'en chanter une autre : même résultat. « Voyez comme vous faites peu d'efforts ; vous allez maintenant plus mal que jamais. » M. Leuret s'éloigne impatienté et mécontent. Thierry se désole et pleure.

« 13 *février*. Il chante la chanson : *Vivent les gueux!* Au troisième couplet, la mémoire paraît lui manquer ; il répète trois fois le premier vers. M. Leuret, impatienté, lui tourne le dos. Thierry est désolé ; il s'écrie que ce ne sont pas ses idées qui sont venues l'empêcher de chanter, mais que c'est la mémoire qui lui a fait défaut. Pendant toute la journée d'hier, Thierry a donné beaucoup de preuves de bonne volonté pour apprendre.

« 14 *février*. Il chante en entier la même chanson : l'air est su. Il s'apprête à raconter une anecdote, et en commençant il répète deux ou trois fois les premiers mots. Même résultat qu'hier.

« Depuis sept à huit jours, à peine M. Leuret paraît-il dans la salle, que Thierry accourt vers lui en lui souhaitant le bonjour et en lui offrant de réciter sa chanson. Il proteste toujours de sa bonne volonté, et il s'attriste au moindre signe de mécontentement de la part de M. Leuret; il est plein de déférence pour ses avis.

« 15 *février*. Chanson nouvelle passablement sue, anecdote dont il répète les premiers mots. Même résultat qu'hier. Thierry s'impatiente de si mal réussir.

« 20 *février*. Il chante *le Marchand d'images*, monte sur le théâtre, et fait l'explication des figures. Quand il sent qu'il va répéter, que ce soit défaut de mémoire ou répétition, il s'arrête, et met tous ses soins à ne pas répéter le mot qu'il vient de prononcer, tâchant de dire d'emblée celui qu'il cherche et qui vient immédiatement après. Par ce moyen, il n'a pas répété, mais il s'est arrêté deux ou trois fois.

« 24 *février*. Depuis plusieurs jours, on lui confie quelques malades pour leur apprendre des chansons. Thierry y met une grande patience et beaucoup de zèle. De temps en temps M. Leuret lui dit : « Oh! je parie que vous répétez encore; vous répéterez toujours. —Non, Monsieur, je ne répéterai plus. J'aime mieux me taire que répéter. » En effet, quand il récite une anecdote, une chanson, il aime mieux ne pas continuer, s'il est arrêté par le défaut de mémoire, que de répéter le dernier mot, et s'aider de la répétition de ce mot pour continuer le discours.

« — Vous ne répétez plus maintenant, mais je suis sûr que vous répétez encore en dedans. — Non, Monsieur, plus en dedans. — Et depuis quand? — Cinq à six jours seulement. A présent, je le sens bien, je me trouve mieux, et je suis tout à fait débarrassé. »

« Quand Thierry parle, il n'a presque plus ce clignement d'yeux et cette figure anxieuse qu'il avait lorsqu'en récitant ou en chantant il éprouvait quelque difficulté; ses traits sont à peu près naturels. Il y a dans sa voix quelque chose de particulier; il hausse le ton, comme pour indiquer qu'il fait des efforts pour réussir. Depuis qu'il chante, il a fait de notables progrès en musique. Lui qui a l'oreille fausse, il parvient maintenant à chanter juste la plupart des chansons; d'ailleurs, à chaque vers mal dit, on le reprenait immédiatement.

« 1er *mars*. Depuis quelque temps il s'occupe avec une activité et une bonne volonté dignes d'éloges; il montre à lire et à écrire aux malades qui lui sont confiés. Il sait bien apprécier son état actuel, s'aperçoit bien qu'il ne répète plus, et se rappelle parfaitement les efforts qu'il était obligé de faire pour ne pas répéter. Quand il parle, sa physionomie est calme; on distingue à peine encore un léger clignement des yeux et une contraction des traits.

« 10 *mars*. Amélioration bien soutenue. Il me dit ne plus répéter du tout; mais quelquefois il lui arrive, dans la conversation ordinaire, de répéter un mot, mais cela arrive à tout le monde : il s'en aperçoit aussitôt, et se dit : « Si M. Leuret m'entendait, il croirait cependant que je répète! » Il désire sortir; mais il s'en rapporte pour cela à l'avis de M. Leuret.

« 12 *mars*. Sortie. »

Guéri, mais sans ouvrage, Thierry était très-embarrassé : je le plaçai en ville auprès d'un de mes malades; il m'avait été si utile à Bicêtre, il avait si bien compris comment il faut se comporter envers les aliénés, que je crus faire en cela un très-bon choix. Pendant plus d'une année je l'employai ainsi; il s'est montré intelligent, dévoué, m'a été fort utile; et les personnes avec lesquelles il était en relations journalières n'ont pas soupçonné qu'il eût été lui-même atteint d'aliénation mentale.

J'ai souvent entendu dire à mon maître, le respectable Esquirol, que près d'un aliéné il fallait souvent deux médecins qui s'entendissent bien pour agir dans le même sens, mais par des moyens différents : l'un prenant le rôle de consolateur, d'ami officieux, et n'ayant qu'une autorité restreinte, se soumettant lui-même, ou du moins paraissant se soumettre à une autorité supérieure ; l'autre exerçant la puissance suprême, sachant tout, jugeant tout, et au besoin grondant jusqu'à son collègue. J'ai trouvé cet ami officieux des aliénés dans M. Marcel, et on voit avec combien de tact il s'est emparé de la confiance de Thierry. Ma sévérité rendait nécessaire à Thierry l'intervention d'un protecteur; or ce protecteur, en échange de l'appui qu'il donnait au malade, acquérait des droits à sa reconnaissance. En accordant des faveurs, contrairement à mes ordres, il s'exposait à des reproches; et Thierry voudrait-il, par sa propre faute, exposer qui l'oblige? Un mauvais cœur n'y aurait pas regardé de si près; mais Thierry a un bon cœur, et c'est par là qu'il y avait prise sur lui : il m'en a donné plusieurs fois la preuve, et notamment dans la circonstance que je vais rapporter. J'avais sous ma direction, à Bicêtre, un homme capable, mais paresseux et ivrogne : je le chargeai d'aider Thierry à apprendre des vers; il y mit de la bonne volonté, mais alors Thierry était encore trop malade pour en bien profiter, et malgré ses promesses, il ne put rien me dire de mémoire. Je feignis de m'en prendre au répétiteur, que je grondai vertement. Thierry en fut affligé au dernier point, il s'attribua la faute tout entière, et comme je n'avais que suspendu la punition, il fit, pendant la journée, des efforts inouïs d'attention et de mémoire, efforts qui eurent un plein succès. S'il se fût agi de lui seul, il n'eût certainement pas eu le même zèle ni la même réussite; mais son honneur était en quelque façon compromis, son cœur était engagé, et pour rien au monde il n'eût voulu qu'un autre souffrît d'une faute qui lui était personnelle.

Il est bien entendu que personne n'en aurait souffert, et que j'aurais su trouver un prétexte pour faire grâce; je dis cela pour que les hommes de sens rassis ne partagent pas la frayeur du malade.

On a pu juger, d'après une des réponses de Thierry, que pendant sa maladie il n'était pas du tout partisan du traitement moral. « Ce ne sont ni la lecture ni la danse qui me guériront, disait-il; c'est le corps, chez moi, qui est malade. » Aussi eût-il préféré cent fois les potions et les vésicatoires à tous les exercices que j'exigeais de lui. Il eût même consenti à labourer la terre; mais de quelle utilité pouvait lui être ce genre de travail? En labourant, il aurait répété ses idées et ses mots presque aussi librement qu'en restant au lit; c'était donc l'esprit, et non les bras, qu'il importait d'occuper; c'était une diversion morale qui seule pouvait avoir un salutaire effet.

Avant qu'il entrât à Bicêtre, et les premiers jours qui suivirent son admission, il répétait mentalement un mot, et pour se débarrasser de la fatigue qu'il en éprouvait, il se disait : « Allons, je vais encore le redire vingt fois, et puis ce sera fini. » Il le redisait; mais alors nouvelle inquiétude : il l'avait peut-être dit moins de vingt fois. Il recommençait encore mal, puis il allait à quarante fois, à cent fois, jusqu'à ce qu'un nouveau mot vînt s'emparer de lui.

J'ai connu un paysan des environs de Strasbourg qui offrait un phénomène ayant de l'analogie avec les répétitions en partie mécaniques de Thierry; mais chez lui les choses ne se passaient pas en silence, *ça chantait*. Il lui est arrivé, quand tous ses compagnons dormaient autour de lui, de se mettre à chanter à tue-tête; et quand on venait pour lui imposer silence, il continuait, sans s'occuper des reproches qu'on lui adressait. Puis, quand il avait fini, il convenait bien que ses lèvres, sa langue, sa bouche, son gosier, avaient remué, mais il n'était pour rien là-dedans; *ça avait chanté*, voilà tout. Du reste, il était calme, laborieux, et ne faisait ni ne disait d'autre bizarrerie.

Les mots se répétaient chez Thierry d'abord involontairement; puis, comme pour assouvir le besoin de répétition, Thierry se résignait à répéter encore un certain nombre de fois. Le chant se produisait, chez le paysan des environs de Strasbourg, indépendamment de sa volonté, et son expression bizarre, *ça chante*, est trop caractéristique pour ne pas être vraie.

Un ancien élève d'Esquirol, M. Desmaisons, médecin à Bordeaux, et moi, nous avons connu un avocat fort distingué qui, fatigué par un travail excessif, et n'ayant pas su se retirer des affaires quand il en était encore temps, était tombé dans une mélancolie profonde, motivée, d'après lui, sur l'affaiblissement de son esprit. Il n'était, en effet, plus propre à briller, comme auparavant, dans les discussions du barreau, mais ce qui lui restait d'intelligence le plaçait encore au-dessus du commun des hommes. Semblable au millionnaire qui se trouve réduit à vingt mille livres de rente, cet avocat se regarda comme ruiné, et fut continuellement tourmenté du regret de ses pertes. Pour s'en distraire, il essaya, non pas d'aller dans le monde, de voyager, ce qui lui eût très-probablement réussi, mais de faire des calculs. Autrefois il n'avait que peu et médiocrement calculé; ce travail devait donc, selon lui, avoir l'avantage de l'arracher à ses préoccupations. Quelque temps il s'en trouva bien; mais les calculs finirent par se faire d'eux-mêmes, sans l'intervention de la volonté, contrairement à la volonté. Le malade cherchait à s'arracher à ses calculs, et il n'y parvenait pas. A l'aide d'une causerie, d'une émotion, il obtenait un peu de trêve; mais la causerie finie, l'émotion passée, le calcul commencé se continuait, et l'esprit du malade, traîné à la suite de cette opération, en était plutôt le témoin que l'acteur.

Ces faits sont curieux. Je pourrais en rapporter encore d'autres du même genre, mais ce n'est pas ici le lieu; j'en parlerai ailleurs, et je reviens aux indications qui se présentent dans le traitement moral de la folie.

Entre les maladies mentales et les maladies physiques, on observe une tendance fort différente des facultés instinctives. Dans les maladies physiques, l'instinct porte souvent à rechercher ce qui est utile; dans les maladies mentales, il porte au contraire à rechercher ce qui est nuisible. Le rhumatisant a besoin de repos, le pleurétique de silence, l'ophthalmique d'obscurité, et chacun d'eux veut satisfaire ce besoin; le mélancolique, au contraire, se plonge dans la solitude, le maniaque provoque les querelles et le bruit, l'halluciné s'isole de tout pour être entièrement à ses pensées intérieures. Ce qui doit leur nuire, ils le font; ce qui pourrait leur être bon, ils le repoussent. L'indication, dans la plupart des cas, avec les aliénés, est donc de faire faire à ces malades le contraire de ce qui leur plaît. Mais si la contrariété les exaspère? Quand l'exaspération peut leur être utile, comme chez M. Denis, employez-la; quand on a lieu de craindre qu'elle soit inutile, et à plus forte raison si elle peut être nuisible, cherchez d'autres moyens, louvoyez, usez de ruse. Autant les ruses sont condamnables dans la vie ordinaire, autant elles sont dignes d'être approuvées quand elles ont pour but le redressement de la raison. Les travaux corporels, la gymnastique, la mise en exercice des facultés de l'esprit, tout est alors d'un très-grand secours. Reste-t-il au malade des qualités du cœur, tirez-en parti; n'a-t-il plus que des défauts, des passions mauvaises, que ces passions, ces défauts vous servent de levier; en est-il réduit à la vie organique, ne sent-il plus que la faim, la faim peut encore vous être d'un très-grand secours. J'ai rapporté l'histoire d'un M. Dupré (*voy. du Traitement moral de la Folie*; Paris, 1840) qui ne vivait plus de la vie extérieure que par les besoins de son estomac: je l'ai pris par là, et d'encore en encore je l'ai rappelé à la vie ordinaire.

7e OBSERVATION. — *Manie chronique; irascibilité très-grande; vanité encouragée, puis détruite; guérison.*

Un homme de trente-six ans fut envoyé à Bicêtre le 28 décembre 1835, pour cause de manie chronique, et un peu plus de deux ans après il fut placé dans la section des incurables. J'ignore quel était alors l'état de sa raison; je sais seulement qu'il avait été agité, indisciplinable, et en proie à de nombreuses hallucinations. En 1840, époque à laquelle je me suis occupé de lui, il ne conversait avec personne, mangeait seul, couchait dans une loge sur des matelas étendus par terre, parce qu'il ne voulait pas de bois de lit, avait de fréquentes querelles avec les malades ainsi qu'avec les gardiens, et n'obéissait à aucun ordre. Du reste, sa santé physique était parfaite; il réclamait sa sortie de l'hospice comme un droit, et ne souffrait pas qu'on y mît aucune condition.

J'aurais été fort en peine de trouver un moyen physique capable de modifier un pareil état; l'observation attentive du malade me fit découvrir en lui une passion, la vanité, que je fis servir à l'accomplissement de mes desseins. Je le surpris un jour sculptant des fleurs sur un morceau de plâtre; je m'extasiai sur la beauté de son travail : cela parut lui faire plaisir. Je me retirai. Le lendemain, je hasardai des compliments qui me valurent quelques réponses polies; le surlendemain, nouveaux compliments; cette fois le malade étale avec complaisance ce qu'il a fait, il parle lui-même de la beauté de ses ouvrages, auxquels il met un très-haut prix. Je le trouve modeste, trop modeste; je me déclare, il est vrai, incompétent en fait de sculpture, mais tout ignorant que je suis, je ne puis m'empêcher d'admirer des ouvrages qui me paraissent autant de chefs-d'œuvre; s'il manque quelque chose, ce n'est pas au talent de l'artiste, mais à la matière qu'il emploie; je lui propose donc du plâtre fin, d'une parfaite blancheur, et des outils. Mon offre est acceptée, et le malade, plein de reconnaissance, se met à sculpter avec une véritable ardeur. Dès lors je lui deviens nécessaire; il a besoin de moi pour la satisfaction de sa vanité. Je le loue donc à outrance. Les gens vaniteux, aliénés ou raisonnables, quand on les loue, ne disent jamais : C'est trop! rarement trouvent-ils que ce soit assez. Par mes flatteries, et sans qu'il s'en doute, je deviens son maître, je l'amène à faire tout ce que je veux. Coucher dans un lit, manger au réfectoire, parler poliment, ne se fâcher jamais, avoir de bons rapports avec ses compagnons et avec les employés, cela fut long à obtenir, mais j'y arrivai. Alors, sous tous les autres rapports, la raison était revenue; restait la vanité, qui était portée jusqu'à l'extravagance. C'était le levier qui m'avait aidé à tout remuer, à tout réparer, mais il devenait lui-même un obstacle au libre exercice de l'intelligence : il fallait l'enlever comme l'architecte enlève l'échafaudage qui lui a servi à construire l'arche d'un pont. L'échafaudage enlevé, le pont sera-t-il solide? Il le fut.

Je me fis accompagner à ma visite par un autre sculpteur convalescent d'un accès de manie, homme de talent et bon homme. Je présentai à son admiration les fleurs sculptées, et je lui en montrai l'auteur : il détourna la tête; j'insistai pour avoir son avis : il haussa les épaules; j'insistai encore, et cédant enfin à mes vives instances, il me dit : « Mais ça ne signifie rien, je n'en donnerais pas deux sous! » L'auteur fut tout confus; la veille, il avait évalué chacune de ses fleurs à plus de cinquante francs. Moi, j'avais mon rôle tout tracé : incompétent en fait de sculpture, je devais me rendre à l'avis du maître, engager le pauvre malade à s'y rendre aussi, et à choisir un travail qui pût le faire vivre après sa sortie de l'hospice. A l'aide de ménagements pour ne pas irriter une plaie vive, mais qui devait se cicatriser, j'arrivai à mon but; et l'ouvrier qui espérait, en grattant du plâtre, gagner plus de cinquante francs par jour, redevenu ouvrier, sortait de l'hospice le 30 décembre 1840, après y avoir séjourné cinq ans. Le traitement auquel il a dû sa guérison a duré plus de six mois. J'ai lieu de croire que sa guérison ne s'est pas démentie; car, s'il était retombé malade, je l'aurais très-probablement revu à Bicêtre, attendu que de toutes les parties de la France on envoie dans cet hospice les individus appartenant au département de la Seine, lorsqu'ils deviennent aliénés hors du lieu de leur domicile.

La vanité peut donc être un remède? Oui; mais c'est plus souvent un mal, et un mal incurable, ainsi qu'on en verra un exemple dans le cas qui va suivre.

8e Observation. — *Caractère obstiné; espérances déçues; vanité et opiniâtreté indomptables; insociabilité maladive; traitement sans résultat.*

Un matin je trouvai, dans la trop petite salle destinée aux malades agités de l'hospice de Bicêtre, un homme dans la force de l'âge, d'une figure intelligente, parfaitement calme, et cependant attaché avec la camisole de force. Il avait été arrêté la veille, et un certificat délivré par les médecins du bureau central déclarait que cet homme était aliéné.

— Votre nom? Votre âge? Votre pays? (Il répondit exactement.)

— Votre profession ?

— Frère de l'ordre de Saint-François.

— Pourquoi êtes-vous ainsi attaché ?

Il allait répondre, mais le surveillant prit la parole et me raconta que ce frère étant arrivé revêtu des habits de son ordre, en avait été dépouillé; qu'on lui avait donné d'autres habits et qu'il les avait déchirés; que ce matin même une nouvelle tentative avait été faite avec le même résultat que la veille. Alors, pour qu'il ne déchirât plus rien, on lui avait mis la camisole. Le malade, car c'en était bien un, ainsi qu'on le verra tout à l'heure, confirma la vérité du récit fait par le surveillant, et il ajouta qu'il déchirerait tous les habits qu'on voudrait lui donner et qu'il ne porterait que les siens.

Je tâchai de lui faire changer de résolution; je lui représentai que sur ce point le règlement de l'hospice ne nous permettait pas d'obtempérer à ses désirs; que son habit, étrange pour nos malades, appellerait l'attention sur lui, l'exposerait peut-être à des moqueries, à des insultes; que la religion, au lieu d'y gagner, en souffrirait; enfin qu'il était d'un homme sage de se conformer à la nécessité d'obéir à ceux sous la dépendance desquels il se trouvait, et de ne leur donner aucun motif de croire qu'il eût perdu la raison. Mes paroles furent des paroles perdues. Alors je lui demandai la cause de son démêlé avec la police; il me la raconta et me fit en même temps l'histoire de sa vie. Dans sa narration, il omit de parler des faits qui pouvaient trop évidemment lui être imputés à tort, ou rappeler des souvenirs blessants pour son amour-propre. D'après ce qu'il disait, il était facile de pressentir la nature de ses réticences, et plus tard j'ai su, par des amis du malade, ce qu'alors je n'avais fait qu'entrevoir.

Né de parents riches, M. Jacques s'est destiné de bonne heure à l'état ecclésiastique; il a fait ses études au séminaire, et comme il est doué d'une grande intelligence, il s'est trouvé prêt avant l'âge fixé pour l'ordination à la prêtrise. On l'a jugé propre à l'enseignement, et on l'a gardé au séminaire comme professeur. L'âge de la prêtrise arrivé, le diocèse était si abondant en prêtres que l'évêque ne jugea pas convenable d'en créer de nouveaux. Il fallut donc attendre; mais pendant qu'il attendait, un malheur arriva dans sa famille qui l'éloignait pour toujours des fonctions sacerdotales: sa mère se suicida. Il ignora ou parut ignorer les conséquences de ce malheur, et lorsqu'il vit faire des ordinations dans lesquelles il n'était pas compris, il en eut à la fois du chagrin et du mécontentement. Maître de sa fortune, il s'était laissé escroquer dix-huit mille francs, et il avait donné le reste de sa fortune pour se préparer à bien accomplir le vœu de pauvreté qu'il se croyait encore appelé à faire un jour. Resté pauvre, attendant vainement la prêtrise, las des fonctions si ingrates du professorat, son caractère naturellement entier et obstiné s'aigrit et le porta à se révolter même contre son évêque. Sachant qu'il n'y avait pas pour atteindre son but de procès à entreprendre ni de violence à faire, il prit un parti qui tenait à la fois de l'humiliation et du scandale. Il alla se placer aux abords de la cathédrale à l'heure où il savait que l'évêque devait s'y rendre, et le voyant venir, il se coucha en travers de la porte, non dans l'intention de lui barrer le passage, mais afin d'être foulé sous ses pieds. A l'occasion de cette première scène, il fut arrêté; mais comme un fait de cette nature n'est pas prévu par le Code, M. Jacques redevint libre et recommença. Il recommença dix-huit ou vingt fois; chaque fois il fut arrêté et relâché.

N'obtenant rien de son évêque, il fit le voyage de Rome et voulut présenter au saint Père ses réclamations et ses griefs. En cour de Rome, on lui donna de bonnes paroles, et on lui fit comprendre que, pour de graves raisons de discipline, de religion, de politique, ce qu'il avait de mieux à faire, c'était de retourner à son évêque. Il obéit. Il fit à son évêque de nouvelles réclamations, de nouvelles instances, de nouvelles scènes, et plus il agissait, plus il rendait son ordination impossible.

Rebuté, mais non lassé, il retourna à Rome. Je ne sais que très-imparfaitement ce qui lui arriva pendant ce second voyage; j'ai appris seulement qu'il y avait été admis dans un couvent de l'ordre de Saint-François, qu'il s'y était mis en guerre avec le supérieur, le procureur, le prieur, enfin avec tous les chefs de l'ordre; que pendant une procession, la police l'avait enlevé, conduit sur un bateau qui devait faire voile pour la France; que là, dépouillé de ses habits monastiques par ordre de l'ambassadeur français, il était resté en chemise pendant la traversée, refusant obstinément de prendre des habits bourgeois; qu'arrivé à Marseille, il s'était bien vite rhabillé en moine et s'était dirigé vers Paris, dans l'intention de se plaindre au ministre des affaires étrangères et de notre ambassadeur à Rome et du gouvernement romain.

Dans une lettre qu'il m'a écrite et dont je parlerai

tout à l'heure, il résume ainsi les mauvais traitements dont il a souffert : « Ces mauvais traitements sont, dit-il : 1° dix-huit mille francs volés ; 2° dix-neuf détentions arbitraires ; 3° une détention arbitraire dans les bagnes ; 4° un exil ; 5° trois exportations arbitraires ; 6° quatre conduites par les gendarmes ; 7° le supplice de la question dans les Etats romains ; 8° des coups de plats de sabre et de nerfs de bœuf ; 9° plusieurs blessures ; 10° divers vols de papiers, d'habits et d'effets ; 11° un jugement sans cause, puisque les tribunaux l'ont acquitté ; 12° enfin deux détentions dans les maisons d'aliénés lorsqu'il demandait raison à l'autorité de tant d'iniquités. »

Le voyage de M. Jacques à Paris avait pour but d'obtenir le redressement de tous ces griefs, et aussitôt après son arrivée, il se rendit au ministère des affaires étrangères pour parler à M. Guizot.

L'huissier lui demande sa lettre d'audience ; il répond qu'il n'en a pas. L'huissier l'engage à écrire ; il ne veut pas ; à s'en aller, il ne veut pas. On le laisse assis sur une des banquettes de l'antichambre. L'heure de la fermeture des bureaux arrivée, M. Jacques refuse de sortir ; il veut coucher là ou voir le ministre ; le commissaire de police vient, l'arrête, l'envoie au préfet qui, sur l'avis des médecins, le fait conduire à Bicêtre.

Quel parti prendre à l'égard d'un homme qui a de pareils antécédents ? Le renvoyer ? Il ne jouira pas de sa liberté ; le jour même, on l'arrêtera. Le garder ? Et qu'en faire ? Lui rendra-t-on ses habits ? Mais, à ne considérer que lui seul, et indépendamment de l'effet fâcheux que cela aurait pu produire sur l'esprit des autres malades, c'est exécuter sa volonté, c'est lui obéir, c'est, je ne dirai pas contre toute raison, mais même contre tout prétexte plausible, se laisser diriger par lui.

J'espérais que la présence d'un prêtre lui serait utile. Je fis appeler l'aumônier de Bicêtre, homme dévoué, affectueux, pénétré de ses devoirs, qui fit tous ses efforts pour réussir et qui n'obtint rien. Il y avait dans l'âme de M. Jacques plus de haine encore contre les prêtres que contre les laïques.

Le désir d'assister aux cérémonies de l'église, le respect humain, si puissant chez les clercs, ne me seraient-ils pas de quelque secours? Je représentai au malade que je ne pouvais ni ne voulais lui rendre ses habits religieux, que cependant je ne prétendais pas le priver d'aller à la messe et aux vêpres, qu'il pouvait y aller, mais habillé en laïque; il refusa. J'essayai de l'ironie, des reproches. Lui, moine, il préférait la satisfaction de son entêtement à l'accomplissement de ses devoirs les plus saints; il pouvait être moine, mais il n'était pas religieux, il devenait pour les autres une occasion de scandale, et, par sa persistance dans une volonté impossible à satisfaire, il fermait à jamais sur lui les portes de l'hospice. Cela ne me réussit pas. Il était blessé de mes reproches; il me prenait en haine et ne s'améliorait pas. On ne pouvait pourtant pas le laisser continuellement dans son lit, car c'était le priver de tout exercice et nuire par conséquent à sa santé physique. On l'habilla donc, et pour qu'il restât habillé, on lui mit la camisole de force, puis on voulut le faire marcher; impossible. Déployer envers lui d'autres sévérités, le soumettre à des privations, me parurent dangereux. Avec un caractère opiniâtre comme le sien, il eût pu, dans l'intention de me braver, porter ces privations jusqu'aux extrêmes limites et refuser absolument de se nourrir!

Voyant que tous nos efforts restaient sans succès, que raisonnements, prières, ironie, reproches, passaient sur l'esprit de M. Jacques sans y rien produire, que souvent même il avait l'air de ne pas m'entendre et refusait de me répondre, je pris mon parti : je passai près de son lit sans lui rien dire. Pendant les premiers jours, il en parut tout fier, sans doute parce qu'il me regardait comme vaincu ; ensuite il semblait, aux discours qu'il tenait dans l'intervalle de mes visites, qu'il lui manquait quelque chose : il lui manquait le plaisir de contredire quelqu'un. Puis, comme mon silence continuait toujours, il réfléchit que cela pouvait durer encore longtemps et qu'en définitive c'était lui qui souffrait de mon silence, puisque sa sortie était par là indéfiniment ajournée. Alors il fit entendre qu'il consentirait à me parler. Je ne compris pas. Il parla plus clairement. Je ne compris pas encore. Enfin il m'adressa la parole poliment, convenablement ; il me demanda conseil et protection. J'eus soin que, dans ma réponse, il ne vît aucun ressentiment, ni même aucun souvenir de nos querelles passées ; je l'engageai à se conformer à la volonté de son évêque, en renonçant pour toujours à la prêtrise ; à ne plus se présenter dans un ministère sans une lettre d'audience ; enfin à supprimer son habit de moine, qui lui susciterait de nouveaux embarras, et à chercher par lui-même et par ses amis à se procurer un emploi convenable à sa position et à ses talents. Il me remercia de mes conseils et me promit d'y réfléchir. Les jours suivants, il se montra doux et poli et me retint chaque fois près de son lit pour me parler de son avenir. Je restais volontiers, toutefois avec la précaution de ne pas trop m'approcher, parce qu'auparavant, dans sa colère, M. Jacques avait laissé entendre qu'il nourrissait contre moi des pensées de mort. J'avais pris une précaution dont il ne se doutait pas et qui me sauvegardait. Sa vue est courte, il ne voit sans lunettes que les objets placés très-près de lui; j'étais donc sûr qu'en me tenant à une distance même faible, je restais à l'abri des coups qu'il aurait voulu me porter. Souvent, et sans paraître y attacher de l'importance, il demandait ses lunettes; on ne les lui refusait pas, mais on lui promettait de les chercher, et quand on les avait cherchées inutilement, on lui promettait de les chercher mieux.

Après que, par nos causeries de tous les jours, il se fut assuré de ma bonne volonté à son égard, il se hasarda à me reparler de sa sortie, et il me témoigna en même temps le désir d'entrer dans un couvent de son ordre, non plus en Italie, mais en France, et, dans le cas où il y entrerait, de reprendre ses habits. Je n'avais rien à objecter à ce projet, j'y voyais même un grand avantage pour M. Jacques, qui, retiré du monde, serait peut-être moins malheureux qu'il ne l'avait été jusque-là. Je pris donc sa parole et j'engagai la mienne. Il fit encore une réserve, c'est qu'il ne sortirait pas comme guéri, parce que le mot *guéri* exprimerait qu'il y aurait eu maladie, aliénation, ce qui l'exclurait à jamais de tous les ordres religieux, et il ajoutait à cela qu'il ne pouvait pas être guéri, puisqu'il n'avait jamais été malade. Je répondis qu'il n'était pas guéri, mais qu'il était encore malade; que je ne cessais pas de le regarder comme tel, mais que, sans parler de guérison ni de maladie, je pouvais, s'il persistait dans ses promesses, dire qu'il était calme, inoffensif, et en état de jouir de sa liberté. Il accepta.

Je le voyais si malheureux de sa captivité, que comptant, non pas sur sa raison, mais sur sa réserve, je consentis à lui donner sa sortie, après l'avoir toutefois recommandé à un excellent confrère, M. Casaubon, son compatriote, qui ne désespérait pas de le renvoyer dans son pays. Il est resté à l'hospice depuis le 18 décembre 1841 jusqu'au 14 mars 1842, c'est-à-dire environ trois mois.

Pour donner une idée de la manière dont il raisonnait pendant son séjour à l'hospice, je transcris la lettre suivante, qu'il m'a adressée lorsque nos relations commencèrent à se rétablir. Plus d'un homme sensé n'écrirait pas aussi habilement.

« Monsieur le docteur,

« Des bruits défavorables circulent sur mon compte. De faux jugements s'établissent et s'accréditent d'autant plus aisément, que jusqu'ici j'ai négligé d'en faire cas. Une fois le reproche publia trop haut ce qu'on ne nomme jamais qu'*à voix basse;* mon innocence aime à se taire, et la vertu ne doit plus gémir. Je n'ai donc à répondre qu'à d'autres accusations enfantées par l'erreur, nourries par les préjugés, et autant dépourvues de justice que de vérité.

« On dit que M. l'abbé ne veut pas répondre au médecin. — M. Jacques est silencieux, sans doute;

mais M. l'abbé est plein de déférence pour le médecin. Il n'a jamais cessé de vouloir lui répondre, et n'a d'autre désir que de lui être agréable.

« On accuse M. l'abbé de rancune, même après qu'on lui a témoigné des sentiments de retour. M. l'abbé, au contraire, accepte tout témoignage semblable lorsque les paroles sont accompagnées et garanties par des actions d'autant plus manifestes que l'injure a été grave. Ces actions, c'est la restitution de ses habits religieux, qui devrait précéder toutes paroles.

« On me déclare obstiné. — Il y a des obstinés dans le bien. L'obstination n'est donc pas toujours un vice, puisqu'elle peut être tout aussi bien une vertu. C'est si vrai, qu'on la désigne sous diverses dénominations, selon qu'on veut la dépeindre sous des couleurs favorables ou sous des couleurs défavorables. Dans le premier cas, par exemple, on dira de l'homme obstiné qu'il a de la constance, de la persévérance, du caractère; et dans le second cas, au contraire, on l'appellera capricieux, têtu, volontaire. Bien loin qu'un obstiné soit un fou, l'obstination est juste et raisonable toutes les fois qu'elle est en opposition avec un acte injuste et déraisonnable. L'acte qu'on a exigé de moi ne serait juste et raisonnable qu'autant qu'il aurait pour unique but de m'assujettir à une règle commune; mais il devient injuste et déraisonnable dès qu'il constitue un attentat préparatoire aux délits ultérieurs que s'est réservés la malice contre ma liberté religieuse. Enfin la croyance à ces délits ultérieurs ne peut être considérée comme l'erreur d'une vaine imagination, en ce que cette croyance est fondée sur des délits antérieurs.

« On appelle mon obstination folie, en ce qu'elle est désobéissante : — double erreur qui confond la folie non-seulement avec l'obstination, mais encore avec la désobéissance. Le fou dit *oui* et *non*, l'obstiné *oui* ou *non*, le désobéissant *oui* à *non* et *non* à *oui*. Le premier est inconstant, le second résolu, le troisième révoltant; le premier est à rejeter, le second à considérer, le troisième à apaiser. Et depuis quand apaise-t-on en accumulant chaînes sur chaînes, refus sur refus, vexations sur vexations?

« J'ai souvent dit, Monsieur, que non-seulement mon entrée à Bicêtre est une injustice, mais qu'elle fut encore plus frauduleuse qu'injuste. En effet, venu à Paris dans l'unique but de *défendre ma liberté religieuse compromise*, je devais convenablement attendre l'examen de mes facultés mentales dans un lieu où *cette liberté religieuse fût sous sauvegarde*, lors même que ma raison eût été altérée. Je devais, dis-je, avoir ma liberté religieuse sous sauvegarde au moins jusqu'après un examen raisonnable; et ce lieu n'est pas une maison dont les règlements m'enlèvent mon habit dès le premier abord. M'alléguer les règles de cette maison pour exiger une obéissance inexigible était un raffinement de ruse auquel je devais résister, auquel j'ai résisté. Exercer des cruautés contre ma juste résistance fut une tyrannie d'autant plus déraisonnable qu'elle était inutile. Mais accuser de folie les violences qui ont succédé à ces cruautés, et surtout me retenir à Bicêtre pour ces prétendues folies, serait vraiment le comble de l'iniquité.

« Il faut donc sortir de Bicêtre. — Pour qui Bicêtre? Pour les fous. — Y a-t-il folie? Non. — Donc il faut sortir de Bicêtre.

« Il faut sortir de Bicêtre, il faut en sortir même obstiné. — Pour qui Bicêtre? pour les fous ou pour les obstinés? — Pour les fous. — Donc il faut sortir de Bicêtre.

« Mais que ferai-je après être sorti de Bicêtre? Je comprends que mon affaire nécessite des modifications de conduite en sortant de cette maison. J'adopterai en effet des modifications que je ferai connaître plus tard; mais avant tout il faut sortir de Bicêtre, il faut sortir libre de Bicêtre.

« Après ces considérations, je vous prie, monsieur le docteur, de me croire

« Votre très-humble et très-respectueux serviteur, toujours soumis lorsque vos attributions et mes devoirs religieux me permettront de l'être.

« Jacques,

« *du tiers ordre de Saint-Francois.* »

« Bicêtre, le 15 février 1842.

« *P. S.* J'espère, monsieur le docteur, que vous daignerez me donner une réponse à la première visite, en ayant soin que mes habits religieux soient présents, ainsi que le perruquier pour renouveler ma tonsure, en prévoyant, en outre, les moyens d'un transport subit à Paris, où il ne convient nullement de faire revenir sur le chariot des fous celui qui vous a prouvé par témoignage n'en être pas sorti fou. J'espère que M. le docteur ne se laissera pas surprendre par la nouveauté des complaisances que je pourrais lui proposer, encore moins qu'il se gardera bien d'accueillir d'un mauvais air des demandes qui n'auront été que justes et réfléchies. »

Que peut-on objecter à cette lettre? Sous le rapport de la logique, rien : le raisonnement en est juste; seulement, il part d'un principe erroné. C'est comme chez les esprits faux qui, intarissables raisonneurs, ne sont jamais d'accord avec les hommes dirigés par le simple bon sens. Rendu à cette liberté qu'il désirait si ardemment, que deviendra M. Jacques? Se souviendra-t-il de ses promesses? comment les tiendra-t-il? Pendant qu'il était à Bicêtre, j'étais parfois à me reprocher de l'y retenir; après sa sortie, je me suis repenti de ne l'y avoir pas gardé.

Le jour même de sa sortie, il m'écrivit une lettre dans laquelle il me donnait, sous le nom de nouvelle adhésion aux conventions faites entre nous, une explication qui en changeait complétement l'esprit; et quelques jours plus tard il m'en écrivit une seconde plus explicite encore, et d'un jésuitisme trop curieux pour que je ne la transcrive pas ici.

« Monsieur le docteur,

« Conformer ses actions à la nécessité des circonstances est un point où doit viser tout homme prudent; c'est aussi ce que j'ai tâché de faire toute la vie; c'est ce que je fais encore dans les promesses authentiques que vous tenez entre vos mains : je les exécuterai de tout mon cœur. J'ai enfin compris, et vous avez compris avec moi, que ma position, en sortant de Bicêtre, ne pouvait pas être tout à fait la même qu'avant d'y entrer; que je ne dois plus courir à l'aventure; que mon âge de trente-cinq ans demande enfin une détermination fixe, et que je dois apporter à cette détermination toutes les modifications que mes malheurs et ma détention sont susceptibles d'exiger; de telle sorte qu'une plus grande réhabilitation étant juste et naturelle après un plus grand délit, je ne dois plus m'en tenir aux mesquines demandes que j'avais faites en principe, mais y en substituer d'autres qui soient une vraie réparation d'une fourberie de trois mois et d'une nouvelle injustice du pouvoir, qui a en quelque sorte mis le sceau à ses premiers attentats. Voici le texte de mes promesses :

« 1° Condescendre aux volontés de mon évêque;

« 2° Me désister de ma première demande auprès du ministère;

« 3° Me retirer librement dans un couvent français de mon choix;

« 4° Me dédire de tout si l'on entrave mon but;

« 5° Ne chercher et n'occuper aucun emploi à Paris sous mon habit religieux;

« 6° Sortir de Bicêtre sous l'habit dont il plaira à M. Leuret de me revêtir;

« 7° Consentir à tout ce que j'ai promis jusqu'à ce jour à M. Leuret.

« Il est donc vrai :

« 1° Que je dois rester dans l'ordre de Saint-François, où m'a voulu mon évêque;

« 2° Que, pour parvenir à ce but, je dois demander au ministère qu'il m'en donne les moyens en France. Ces moyens sont : l'approbation de mon ordre en France, le don d'une maison pour le fonder, les fonds nécessaires pour l'entretien d'une communauté ( ici se trouve l'exposé de ses griefs, exposé qu'on a lu plus haut );

« 3° Que je dois choisir pour couvent français la

maison que me donnera le ministère pour fonder mon ordre;

« 4° Que je dois demander une autre fois de revenir en Italie, si l'on ne me donne pas cette maison, si de toute autre manière on entrave mon but;

« 5° Que je dois porter l'habit de l'ordre dans lequel je persévère, et ne chercher en effet ni occuper à Paris aucun emploi qui puisse me le faire perdre;

« 6° Que je ne dois remettre cet habit religieux qu'immédiatement après être sorti de Bicêtre, si M. Leuret m'en fait sortir sous un autre;

« 7° Que je dois être stable et très-fidèle à toutes les autres promesses que j'ai pu faire à M. Leuret.

« Or ces promesses sont, entre autres: 1° de reconnaître sans cesse, dans mon entrée et dans mon séjour à Bicêtre, une fraude, une injustice, une perfidie, un viol, un acte consommé d'arbitraire, d'hypocrisie et de scélératesse; 2° de reconnaître dans mon dépouillement un véritable vol; 3° de considérer toutes les violences, les railleries dont j'ai été l'objet, comme un véritable délit.

« *Signé* l'abbé J.....

« *P. S.* N'est-il pas vrai que si je n'avais usé de *moyens illusoires* avec vous, ou bien j'aurais définitivement perdu mon habit, ou bien je ne serais jamais sorti de Bicêtre? Je veux enfin que vous connaissiez quel était le plan que j'avais arrêté, le coup affreux qu'allait entraîner un plus long séjour à Bicêtre. Eh bien! sachez-le: je n'attendais que d'avoir passé les pâques. Je veux dire que le lundi de Pâques était le jour déterminé où vous deviez cesser de vivre.

J'avais déjà tout préparé et tout imaginé pour vous donner la mort, et ces moyens étaient si bien pris qu'elle eût été infaillible. »

Que de sophismes, de duplicité dans cette lettre! Est-ce là un homme dévoué à la vie religieuse? Est-ce seulement un homme? Oui, c'est un homme, mais un homme malade. L'étude des aliénés, parmi les enseignements qu'elle nous donne, nous apprend à voir d'un œil indulgent les fautes dans lesquelles on peut tomber à notre égard. Et cette indulgence n'est que justice; car, chez les malades, il y a un repentir tout prêt aussitôt que paraît une lueur de raison. Cette lueur parut dans l'esprit de M. Jacques, et elle éclaira une scène plus triste encore que tout ce qui l'avait précédé. On en jugera par cette troisième lettre que m'écrivit le malade.

« Paris, le 25 mars 1842.

« Monsieur Leuret,

« Je vous envoie sous cette enveloppe tout ce que la colère et le dépit me firent écrire contre vous immédiatement avant de sortir de Bicêtre. A Bicêtre, Monsieur, je devais écrire comme à Bicêtre; mais à Paris, j'écrirai comme à Paris, c'est-à-dire que je reconnais ma faute et que je ne saurais trop déplorer les emportements où m'avait jeté la passion. J'avoue qu'on m'a fait tort, mais j'avoue aussi que vous y étiez étranger, puisque vous ne pouviez faire autrement qu'on vous avait prescrit. Je ne sais même pourquoi je vous envoie cette première lettre; mais je suis d'un tel naturel qu'en vous faisant mes excuses, je ne veux pas même vous laisser ignorer la moindre partie de mes torts.

« Il semblerait, d'après cette première lettre, que je devrais déjà être retourné chez le ministre pour ma nouvelle demande; mais il en est bien autrement, et ma conduite seule vous témoignera mieux que je ne puis vous l'exprimer le vif désir qui m'anime de ne pas vous faire cette peine. Il est vrai que je conserve mon habit religieux, et avec lui la persévérance dans mon ordre, auquel je n'ai jamais prétendu renoncer; mais, cela à part, je suis en parfait repos. Le jour après ma sortie, je fus dîner chez le bon M. Casaubon, et depuis ce repas je n'ai plus quitté ma chambre, où je vis enfermé dans une retraite profonde, presque incognito, ne recevant personne et ne sachant assez déplorer devant Dieu les fautes énormes de colère et d'irréligion que j'ai commises à Bicêtre.

« Cependant mon état temporel est affreux. Dans un premier coup de générosité, j'ai dépensé une grande partie de l'argent qui me restait pour faire des présents à mes amis, et je ne crois encore qu'avoir satisfait à moitié à tout ce qu'ils ont fait pour me retirer de l'hospice. Tout le reste de mon argent, sans exception, je l'ai totalement employé pour payer d'avance un mois de loyer dans l'hôtel où je demeure; de telle sorte que je n'ai pas même deux deniers à manger. Jugez, Monsieur, quel doit être l'état d'un jeune homme qui, depuis huit jours, n'a pas mangé ni bu, pas même ce qu'on appelle une miette de pain ou une goutte d'eau. Il faut vraiment voir un tel prodige pour le croire. Et je vous déclare que, ne pouvant changer de résolution, je vais tout à fait périr de faim dans ma chambre, si la Providence ne vient de quelque sorte à mon secours.

« Monsieur Leuret, je vais vous dire vrai: si je ne vous ai pas aimé à Bicêtre, il est vrai cependant que j'ai reconnu quelque chose d'aimable en vous; et si j'avais su mettre toute considération personnelle à part, j'aurais fait, il me semble, un tout autre cas de votre personne, et peut-être vos conseils m'auraient-ils été plus profitables. Mais ce qui est différé n'est pas perdu. Je veux aller vous voir chez vous. Il me sera difficile de m'y traîner, tant je suis faible. Cependant je tenterai, et je sais que vous êtes assez bon pour m'aider de quelques conseils profitables dans cette dernière extrémité. Je ferai tout ce que vous me direz. Mais je vous prie instamment d'admettre une seule exception : c'est que vous ne me parliez pas d'abandonner l'état religieux.

« En attendant ce doux et agréable plaisir de vous voir, je vous prie de me croire pour toujours,

« Monsieur Leuret,

« Votre très-humble et très-obéissant serviteur,

JACQUES,
*du tiers ordre de Saint-François.*

« Je n'ai ni la force ni le courage de relire ma lettre. Je vous prie d'être *indulgent pour les incorrections.* »

Je courus chez le malade avec le docteur Casaubon. Il était décharné, pâle, les yeux mornes; il ne nous reconnut pas d'abord; la faiblesse de sa vue ne lui permettait pas de nous distinguer. Ma voix lui causa un moment de surprise et de plaisir, celle de M. Casaubon lui fit du bien. Nous lui témoignâmes l'un et l'autre le plus vif intérêt, et nous lui offrîmes des secours. Il n'en voulut pas; il était décidé à mourir.

— Mais la religion vous défend de vous laisser mourir.

Il restait sourd.

— Mais déjà le voisinage sait dans quel état vous êtes, la police en sera instruite, on viendra vous prendre pour vous porter à l'hôpital.

— Si la police vient, je me jetterai par la fenêtre.

— Mais c'est un suicide, c'est un crime.

— L'hôpital, c'est pour ma famille et pour moi le déshonneur; je n'irai pas à l'hôpital.

— Sans doute; n'allez pas à l'hôpital, et consentez à prendre de la nourriture.

Nous étions deux; un secours donné par nous devenait une aumône; donné par un seul, c'était un prêt fait à un ami. Je me retirai. M. Casaubon parvint à faire accepter au malade ce qui lui était nécessaire. Il l'aida à reprendre des forces et le décida à retourner dans son pays. Depuis lors, il y a bientôt quatre ans de cela, M. Jacques est toujours malade et toujours malheureux, tantôt en liberté, tantôt dans un hospice, et portant sans cesse avec lui le fardeau de ses inquiétudes, de ses exigences, de ses récriminations et de ses colères.

Ce fait de M. Jacques m'a laissé et me laisse encore dans un grand embarras. M. Jacques ne m'a donné prise sur lui d'aucun côté. Flatter ses désirs, y condescendre, c'était impossible; feindre de les approuver, il y aurait eu à cela une grande imprudence, car il se serait vite aperçu qu'on le trompait, et son ressentiment n'en eût été que plus vif; lui parler avec franchise, je l'ai fait, mais sans aucun succès véritable. Les bons procédés, les conseils donnés par un prêtre n'ont pas eu plus de résultat que la contrariété et l'isolement. Arrivé au moment où il croit toucher à la mort, les deux passions par lesquelles seules il a vécu depuis qu'il est malade, l'opiniâtreté et la vanité, sont encore là, vivaces, dominantes, et lui dictent la résolution de se jeter par la croisée plutôt que de se laisser conduire à l'hôpital.

De ce que j'ai échoué, je n'en conclurai pas cependant qu'en pareil cas l'art soit impuissant. Quand il reste encore à l'homme tant et de si belles facultés qu'en conserve M. Jacques, on ne peut se résigner à le regarder comme à jamais perdu; mais, je dois le dire, je n'ai trouvé contre sa maladie aucun remède, pas même une seule véritable indication à remplir.

J'ai été plus heureux dans les cas que je vais rapporter, et qui termineront ce Mémoire.

9e Observation. — *Chagrin; abus des spiritueux; hallucinations; tentatives d'homicide; profonde tristesse; diversion morale, travail; guérison.*

M. Julien est âgé de trente-sept ans; il est célibataire, d'humeur facile, aimant son art et vivant, ainsi que sa mère, du produit qu'il en retire. Naturellement timide et n'ayant que peu de relations, il est resté quelque temps sans avoir rien à faire. L'intérieur du ménage s'en est ressenti; il a fallu s'imposer des privations. Dans l'intention de s'étourdir sur sa position, M. Julien se mit à boire, et comme il était pauvre, au lieu de vin, il but de l'eau-de-vie. Il se procura par ce moyen, pour quelques instants, l'oubli de ses maux ; mais il tomba dans une grande prostration ; il devint sombre, taciturne et halluciné. Le jour, la nuit surtout, il entendait des voix qui l'insultaient et le provoquaient. Ces voix, d'où venaient-elles ? Du voisinage ? Il n'en douta pas, et n'ayant pas même assez de lucidité pour aller se plaindre au commissaire de police, il chercha à se venger. Un jour, il prit un couteau, et, furieux, il allait se jeter sur un de ses voisins, lorsqu'on parvint à s'emparer de lui et à l'arrêter pour le conduire à Bicêtre. Son entrée à l'hospice eu lieu le 28 avril dernier.

Alors, maigreur, abattement des traits, mais, à cela près, bonne santé physique. Digestion, respiration, circulation à l'état normal. Paresse extrême et pour tout. Se lever, s'habiller, marcher, parler, tout cela ne se faisait jamais que lentement et à force de sollicitations. Il restait blotti dans un coin, pleurait, et souvent, à ma visite, il ne demandait rien, pas même sa sortie.

Les bons conseils ne lui avaient pas manqué chez sa mère ; ils ne lui manquèrent pas chez nous. Ainsi distraction, travail, lecture, chant, il était encouragé à tout cela, mais il ne se décidait à rien. En pareil cas, on recommande d'insister, et si l'on ne réussit pas, d'insister encore. Pendant ce temps, des mois se passent, et après des mois, des années, et après des années, l'incurabilité, puis la mort. C'est triste, mais on est resté plein de condescendance et de douceur, on a fait ses visites sans émotion et le sourire sur les lèvres ; on a même trouvé l'occasion d'adresser aux malades de ces discours onctueux qu'ils n'écoutent même pas, mais dont les assistants sont fort touchés. Une pareille méthode peut avoir son bon côté; elle n'est pas à mon usage. Devant un malade, je ne pense pas aux assistants; je ne pense pas à moi; je pense à lui.

Mais la réputation du médecin peut en souffrir! Qu'elle en souffre. Il y a quelque chose au-dessus de la réputation, c'est le devoir. Et puis tout n'est pas douleur dans l'accomplissement de ce devoir; la conscience est satisfaite, et des cœurs viennent à vous qui vous disent : Courage! Courage donc, et poursuivons.

— Vous ne voulez pas travailler, monsieur Julien; cependant votre mère est dans la gêne; elle ne peut plus payer son logement; elle met des effets au Mont-de-Piété.

— Je ne puis pas travailler; d'ailleurs, je n'ai pas d'ouvrage ici.

— Travaillez à la terre, l'exercice en plein air vous fera du bien, vous recouvrerez la santé, et vous irez ensuite dessiner chez vous.

— Je ne le puis pas

— Vous irez, je le veux.

On le conduit dans les champs; il tente de s'évader et ne travaille pas. Le lendemain, je lui ordonne une douche.

Qui ne connaît pas la douche? Toutes les personnes qui fréquentent les bains de mer en ont reçu sur la tête. C'est saisissant, c'est pénible à supporter; mais si l'on ne craint pas de s'en faire donner à la mer, où l'on va chercher la guérison d'une maladie souvent peu grave, pourquoi n'en recevrait-on pas quand il s'agit de recouvrer la raison? La douche était à peine douloureuse avant qu'il fût question du traitement moral; elle n'est devenue un supplice, une barbarie que depuis peu et dans les écrits publiés contre moi. Pinel, Esquirol, pour ne parler que des morts, en ont fait usage avec succès; on la trouve dans tous les établissements d'aliénés publics ou particuliers institués d'après les idées de ces deux savants psychiâtres, et celle dont je me suis servi avait servi à mes prédécesseurs. Je ne l'ai ni inventée ni perfectionnée, j'en ai même restreint l'application, puisque je ne la conseille presque jamais dans les cas de manie aiguë, maladie contre laquelle elle était habituellement administrée, et que je la réserve spécialement à certains monomaniaques chez lesquels elle agit pour le moins aussi sûrement que la saignée dans la pneumonie.

Je sais bien que cette déclaration ne changera rien aux discours de ceux qui m'attribuent ce qu'ils appellent un système d'intimidation; aussi n'est-ce pas pour eux que j'écris, et leurs imputations ne me touchent qu'en ce qu'elles peuvent égarer sur mon compte des hommes loyaux et sincères qui, en cela comme en tout, ont besoin de connaître la vérité.

Revenons à M. Julien. Après avoir reçu la douche, il consentit, non pas à travailler à la terre, mais à dessiner. On lui en procura les moyens. Il le fit lentement, malgré lui, et seulement pour céder aux instances du surveillant. Quand je me bornais à des conseils, quand je lui représentais la misère à laquelle sa pauvre mère était réduite, il s'attendrissait, il protestait en pleurant de son amour pour elle; mais il ne faisait rien. Il me fallut donc revenir plusieurs fois à la douche, et j'y revins jusqu'à ce qu'il

eût repris l'habitude du travail. On peut dessiner, mais mal dessiner; c'est ce qu'il fit au commencement. Pour l'encourager, j'achetai ses dessins; les élèves du service, MM. Lamarre, Bouteiller, et bien d'autres, en achetèrent aussi; il recueillit de cette manière une petite somme qu'il donna à sa mère. C'était une joie pour lui, mais une joie encore tiède. Pour l'animer, je le fis travailler davantage et gagner plus d'argent; quand il fut riche, comme il était très-peu soigneux et très-engourdi, je le fis voler. Je voulais qu'il fût tourmenté, inquiet; c'eût été un chagrin, et, pour le consoler, je lui aurais fait retrouver son argent. De cette manière, il eût éprouvé deux sentiments légitimes; il n'éprouva rien, ne se plaignit pas de la soustraction qui lui avait été faite; à peine y avait-il pensé. Je lui fis gagner de nouvelles sommes par la vente de ses dessins, et pour l'obliger à parler, à se rendre attentif, j'avais recours à toutes les ruses que je pouvais imaginer. Un dessin était-il mis à l'enchère, chacun de nous surenchérissait; puis, si nous voyions M. Julien distrait, ne s'occupant pas de nous, nous nous arrêtions, et le dessin était adjugé; mais à qui? M. Julien l'ignorait, et c'était à recommencer. Alors nous offrions si peu de chose que le dessin n'était pas vendu, tant la mise était faible. Des sommes qu'il croyait déjà tenir lui ayant ainsi échappé, il ouvrit enfin les yeux; il eut soin de regarder les acheteurs, et plusieurs fois, quand nous croyions l'avoir fait tomber dans un piége, il nous prouvait qu'il avait très-bien reconnu le dernier enchérisseur, qui se trouvait ainsi redevable d'une somme assez forte. C'était pour nous tous un vrai sujet de joie, et l'argent, sauf quelques retenues pour des friandises, était remis par M. Julien à sa mère.

Un peu d'attention était ainsi revenue, mais seulement pour la vente et pas encore pour le travail. Par exemple, quand il dessinait un portrait, M. Julien regardait à peine son modèle, et il ne *faisait pas ressemblant*. Un vésicatoire, une potion, si efficaces en pareil cas, au dire de certaines personnes, ne me parurent pas nécessaires; je n'employai d'autre puissance que celle de mes paroles. Je recommandai à M. Julien d'amener, pour le moment de la vente, les personnes qu'il avait voulu représenter; et quand ces personnes ne pouvaient venir, il devait nous les faire connaître en racontant leur histoire. Le voilà donc obligé de regarder ses modèles, de les interroger, de retenir ce qu'ils lui disent et de nous en rendre compte. D'abord il nous disait le nom tout au plus, et il accusait sa mémoire de ne pas lui fournir autre chose; il vendait ses portraits pour quelques sous. Ensuite il disait plus, puis il disait beaucoup, puis il finissait par dire autant qu'il fallait, et d'encore en encore le prix de ses portraits allait en augmentant. Pour l'aiguillonner, j'ai souvent appelé à la vente un autre malade également dessinateur, qui faisait assez bien, et dont nous achetions les dessins à un taux élevé, enviable, et cette ruse était pour M. Julien un puissant aiguillon.

Puisqu'il travaillait et se montrait en état de gagner assez pour subvenir à ses besoins et à ceux de sa mère, M. Julien en conclut qu'il devait sortir de l'hospice. Il n'avait pas en cela tout à fait raison, car s'il travaillait, c'était grâce à nos efforts, et s'il vendait ses portraits, c'est que nous y mettions de la bonne volonté. Il ne comprenait pas cela et finit par nous dire, je ne sais si en effet il le pensait, que nous le retenions dans l'unique but de le faire travailler pour nous. Sa plainte était l'expression d'un peu d'ignorance et d'un peu d'ingratitude; elle m'indiquait une modification à apporter dans le traitement.

— Vous croyez être en état de gagner votre vie; je ne pense pas comme vous; les dessins que nous vous achetons, vous ne les vendriez pas en ville; des portraits, vous n'en feriez pas, car on ne s'adresserait pas à vous. L'air engourdi que vous avez toujours, le silence que vous gardez, seraient un obstacle à toute réussite. Mais, puisque vous croyez être de notre part l'objet d'une spéculation, nous cesserons dès ce moment de vous rien acheter; vous travaillerez et vous garderez vos ouvrages; vous les vendrez après votre sortie. Je dois vous prévenir aussi que M. le surveillant ne vous tourmentera plus pour vous faire travailler. En ville, il ne serait pas avec vous, vous devriez dessiner sans qu'une personne fût présente et vous y obligeât; faites ici comme vous feriez en ville; fournissez vos preuves, je ne demande rien de plus. — En même temps je lui donnai la permission de chercher ses modèles dans tout l'hospice.

Sans paraître intervenir en rien dans ses affaires, M. Gallet, surveillant, et M. Deleporte, instituteur, tous deux pleins de sollicitude pour les malades, et particulièrement affectionnés à M. Julien, s'entendirent pour lui procurer du travail, en lui laissant toutefois l'apparence de l'initiative. Ils firent si bien que le malade se dégourdit, prit part à la vie sociale, occupa son temps d'une manière utile à sa santé et à ses intérêts, et redevint en état d'exercer sa profession. Le 17 septembre dernier, il est sorti de l'hospice. La durée de son traitement a été de quatre mois et demi.

Depuis qu'il est rentré chez lui, je l'ai revu plusieurs fois, et j'ai reçu de lui des aveux fort intéressants sous le point de vue psychique. Sa maladie datait de plus longtemps qu'on n'avait eu lieu de le croire. Six mois environ avant qu'on découvrît en lui aucun symptôme de folie, se trouvant à table en compagnie joyeuse, et un peu ivre, il avait senti ou cru sentir qu'on lui pressait le genou; son imagination excitée, et le vin aidant, il eut à cette occasion les plus sales idées, et ces idées le portèrent à des soupçons injurieux qu'il ne put, malgré de vifs combats intérieurs, tenir longtemps cachés. Il fit un éclat qui, en réalité, était déjà un symptôme d'aliénation, mais qui alors fut regardé comme un scandale et une calomnie. Avec les sales idées avaient surgi les premières hallucinations.

Le travail ne revint pas à M. Julien sorti de l'hospice aussitôt qu'il aurait fallu. Ennuyé, il s'attrista, et dans son esprit il se passa un singulier phénomène, qu'il expose de la manière suivante dans une lettre écrite par lui à un de ses amis :

« Ce qui m'étonne, dit-il, c'est que je n'éprouve aucune douleur physique, que tout est moral. Il y a en moi un individu qui cherche à s'emparer de ma raison, et un autre individu qui est moi, qui cherche à la conserver. Le cas n'est pas risible, ajoute M. Julien, mais cela ressemble à deux chiens qui se disputent un os. »

Malgré ce symptôme, qui était encore un reste de maladie, la convalescence se confirmait tous les jours, lorsque M. Julien, trop oublieux du malheur auquel il venait d'échapper, a repris ostensiblement l'usage du vin pur, et en cachette l'usage de l'eau-de-vie. Déjà les effets de cette funeste habitude se font sentir : M. Julien n'est pas encore délirant, mais il a des moments de fureur, présages presque certains d'une rechute. Les secours de la médecine l'avaient mis en état de jouir de sa liberté ; il n'a pas su rester maître de lui, qu'il subisse la peine de sa faute. . .

Encore une observation.

10e Observation. — *Misère, chagrin, penchant au suicide ; amour-propre flatté, travail : guérison.*

Un peintre âgé de vingt-huit ans est entré à Bicêtre le 1er octobre 1841, atteint d'une profonde mélancolie avec penchant au suicide. Le chagrin de ne pouvoir faire honneur à ses affaires était, sinon la cause unique, du moins la cause principale de cette maladie. Physiquement, il se portait bien, mais son accablement, son désespoir, étaient extrêmes ; les conseils les plus sensés ne pouvaient rien sur lui, et la disposition de son esprit était si triste qu'il recevait comme des moqueries et des insultes les consolations qui lui étaient offertes par ses amis et par nous. Il avait voulu se donner la mort, et c'était après une tentative faite dans ce but que la police s'était emparée de lui et nous l'avait envoyé.

Au milieu de ses préoccupations, malheureusement fondées dans leur principe, un sentiment normal avait surgi, chez lui, à l'occasion de son entrée à Bicêtre : c'était le désir d'en sortir. Ce désir, d'abord vague, avait pris de la force, et seul il faisait quelque trêve au délire. Longtemps j'avais essayé de tranquilliser ce malade, de le faire renoncer à ses idées de suicide, d'obtenir de lui quelque travail corporel, je n'avais pas réussi : il prétendait toujours se bien porter, n'avoir pas du tout besoin des secours de la médecine ; et un travail corporel était trop étranger à ses habitudes pour qu'il consentît à s'y soumettre. J'avais aussi mis à sa disposition ce qui lui était nécessaire pour dessiner, pour peindre, et il avait tout refusé. Il peindrait, me disait-il, quand il serait libre, mais on n'avait pas le droit d'exiger qu'il fît des tableaux à Bicêtre. Sans avoir raison, puisque le travail eût contribué à lui rendre la santé, il n'avait pas non plus complétement tort, et cela me jetait dans un grand embarras. Une nature délicate et irritable comme la sienne exigeait d'ailleurs de grands ménagements ; avec lui, la force aurait été dangereuse ; il aurait rompu plutôt que de plier. Il fallait donc recourir à la ruse : voici celle que j'employai.

Je réunis cinq malades, le peintre était du nombre, bien entendu, tous demandant à quitter l'hospice ; je leur annonçai que j'accorderais la sortie de celui d'entre eux qui ferait, sur une grande toile, un paysage destiné à la mise en scène de nos représentations théâtrales, et que, s'ils voulaient concourir, ils devaient faire leur projet de tableau. Tous acceptèrent : je leur donnai quatre heures pour travailler.

Stimulés plutôt que surveillés par mon ami le docteur Millet, alors élève dans mon service, et par l'instituteur, M. Deleporte, les cinq candidats se mirent à l'œuvre; et le lendemain, après ma visite, les croquis me furent présentés. Je décidai, moi profane, du mérite de chacun d'eux. Jugeant en médecin plutôt qu'en artiste, je donnai la préférence au peintre que j'espérais guérir. Celui-ci, flatté de mon approbation, se mit à l'œuvre; il fut d'un zèle, d'une activité admirables. Une fois le pinceau à la main, ce n'était plus un malade, c'était un peintre dans son atelier. Aussi, comme je l'applaudissais! comme sa forêt était heureusement dessinée! comme l'air y circulait librement à travers les arbres! comme les lointains offraient une riante perspective! C'est qu'en effet son travail était bien, et peut-être aussi c'était parce que je le voyais avec des yeux de père. A mesure qu'il travaillait et qu'il recevait non-seulement mes éloges, mais encore ceux de nos élèves, la vie de l'intelligence se ranimait en lui; c'était chaque jour, je pourrais dire chaque heure, un véritable progrès; aussi la guérison fut-elle prompte : au bout d'une semaine le tableau était terminé, et le peintre sortait de l'hospice.

Depuis le 1er octobre 1841, jour de son entrée, jusqu'au 1er janvier suivant, c'est-à-dire pendant trois mois, l'isolement, des conseils affectueux, quelques bains, n'avaient produit que de l'ennui et un vif désir de liberté; une ruse d'un moment a changé avec tant de bonheur les dispositions du malade, que huit jours après il ne lui restait plus aucune trace de maladie.

Je termine ici la série de mes observations; en ajouter davantage, ce serait faire un volume et fatiguer le lecteur. J'ai raconté longuement, mais simplement, ce que j'ai vu, ce que j'ai fait. J'ai eu pour objet principal de bien établir que, dans certains cas d'aliénation mentale, il faut un traitement physique, que dans d'autres cas il faut un traitement moral; et je me suis étendu particulièrement sur ce dernier, parce que c'est celui dont on apprécie trop peu l'importance, et dont l'application ne se fait pas encore assez fréquemment. Depuis quelques années, il est vrai, en théorie comme en pratique, on s'est beaucoup modifié, on est devenu moins affirmatif sur la cause matérielle de la folie; on ne croit plus généralement que la pensée soit sécrétée par le cerveau comme la bile est sécrétée par le foie; la localisation des facultés de l'entendement dans un point déterminé de l'encéphale a bien vieilli et paraît étrange, pour ne pas dire plus; les mots de psychologie, de psychisme, se trouvent dans des bouches qui pendant longtemps ne parlaient guère que d'altération, d'irritation, d'inflammation; des écoles dans lesquelles on cultive l'esprit des aliénés en traitement, par la lecture, l'écriture, l'exercice de la mémoire, la musique, le chant, se multiplient, et chaque médecin qui les a établies s'applaudit des résultats avantageux que ces écoles lui procurent; on ne dit plus crûment, comme on le disait naguère, que « les évacuations sanguines, les exutoires, les purgatifs, le sulfate de quinine, font sentir au mélancolique toute l'absurdité de ses idées fixes, lui rendent la tranquillité et dissipent ses craintes chimériques; » on admet qu'il y a « des émotions vives et des impressions capables de changer, par un violent ébranlement, le cours des idées, et d'avoir sur les aliénés une influence à peu près incontestable. » Il arrive bien encore à quelques-uns, quand ils ne trouvent pas d'altérations appréciables aux sens dans le cerveau des aliénés, d'en admettre qui échappent et « qui échapperont toujours aux recherches des investigateurs. » On cite même un d'entre eux qui, « pour s'éclairer et voir par lui-même l'intéressant spectacle que peut présenter la dissolution plus ou moins rapide de son être pensant, a pris d'une certaine drogue indienne, et a senti ses idées, toute son activité intellectuelle emportées par le même tourbillonnement qui agite les molécules cérébrales soumises à l'action toxique du hachisch. » Ce tourbillonnement simultané des idées et des molécules cérébrales peut être en effet un phénomène intéressant à étudier, mais seulement comme symptôme d'ivresse, comme idée délirante; car tenter de l'introduire dans le domaine des choses réelles, vouloir le transporter dans l'anatomie pathologique, ce serait *à peu près* s'engager à montrer, chez les individus qui auraient succombé après un tourbillonnement de cette nature, le cerveau tout jonché d'idées et de molécules cérébrales, choses qui probablement échapperont encore longtemps aux recherches des investigateurs.

A part ces excentricités, auxquelles il ne faut pas donner plus d'importance qu'elles n'en méritent, le traitement moral s'est donc généralisé; les répugnances qu'il provoquait d'abord vont chaque jour en s'affaiblissant; mais ce n'est pas assez, il faut marcher encore, et marcher de concert afin d'atteindre au but.

Pour avancer sûrement dans la voie que j'indique, quels guides faut-il suivre? De quels préceptes doit-on se pénétrer? Comment l'expérience acquise pourra-t-elle profiter à ceux qui viendront après nous?

Des préceptes, des guides, s'ils existent pour vous, ils sont en vous, ne les cherchez pas ailleurs. Le traitement moral n'est pas une science, c'est un art comme l'éloquence, la peinture, la musique, la poésie. Quelque grand maître que vous soyez, donnez des règles; celui-là seul s'y soumettra qui sera incapable de faire aussi bien que vous. Dans les choses physiques, des règles précises; dans les choses mathématiques, des calculs rigoureux; dans les choses morales, l'inspiration.

Ne demandez pas à celui qui fait la médecine mentale autre chose que ce qu'il peut donner. Voulez-vous qu'il prescrive à ses malades la joie, l'amour, la frayeur, l'espérance, comme il prescrirait un bain, une saignée, une dose de rhubarbe? Il n'y a pas de précepte, il ne peut pas y en avoir; il y a seulement des indications, et ces indications varient à l'infini, car elles dépendent de la nature d'esprit du malade, de son caractère, de l'éducation qu'il a reçue, de son âge, de son sexe, de la forme, des causes et de la durée de son délire, de sa position sociale; elles dépendent encore de ses relations habituelles, de ce qu'il a fait, vu, entendu autrefois, hier, à l'instant; toutes choses sans nombre et dont les combinaisons varient à l'infini; elles dépendent aussi, et tout autant, du médecin, de son caractère, de son activité, de ses ressources, enfin de ce qui, dans l'esprit d'un homme, peut agir sur l'esprit d'un autre homme. Pour combattre une même maladie, deux médecins prendront chacun un parti différent, et pour chacun d'eux ce parti pourra être le meilleur, parce que, trouvant en eux des facultés, des aptitudes qui ne sont pas les mêmes, ils auront choisi le moyen dont ils savent faire le meilleur usage. La pharmacie morale du médecin, qu'on me pardonne cette expression, est dans sa tête et dans son cœur; il prend en lui-même ce qu'il donne à son malade. Ingénieux, il donnera beaucoup; lourdaud quoique savant, il ne fera rien de bon.

Que l'on me permette de citer encore un fait, pour montrer combien il est impossible d'imposer au médecin d'aliénés des règles tracées à l'avance. Un homme de vingt-sept ans, bien portant quoique très-maigre, était malade depuis plusieurs années, et sa maladie avait pour principal caractère une complète inaction; il mangeait, buvait, s'habillait, marchait, se tenait propre, mais ne travaillait que rarement et disait à peine quelques mots, toujours les mêmes. Il était facile de voir qu'il comprenait tout ce qu'il entendait; mais il restait opiniâtrément dans une espèce de silencieuse bouderie. Je lui donnai de beaux habits et des friandises; il s'adoucit et parla un peu, mais non sur les choses essentielles que je voulais savoir de lui. Je l'habillai salement, il devint tout honteux et pleura. Je lui rendis ses beaux habits et je l'encourageai par de bonnes paroles; il s'épanouit plus complétement que la première fois et nous fûmes amis. Alors je lui racontai comment un jour je m'étais trouvé dans un grand embarras dont je n'avais pas su me tirer. Quelqu'un m'avait demandé s'il était vrai que l'on pût fondre du cuivre. Je ne le savais pas plus que lui, et nous avions essayé d'en fondre à notre foyer sans y réussir. J'interrogeai mon jeune homme pour qu'il me donnât son avis. Il me répondit qu'on en pouvait fondre, mais que le feu ordinaire ne suffisait pas, et qu'il fallait se servir d'un fourneau à réverbère et d'un creuset. Je compris. Mais alors, lui dis-je, avec ce cuivre ainsi fondu on doit pouvoir faire tout ce que l'on veut, des tubes de microscope, par exemple. Assurément, me dit-il, et je fis tant qu'il me raconta comment se faisaient les tubes de microscope. Enchanté de ce qu'il m'apprenait des choses aussi curieuses, et dont je ne me doutais même pas, je l'interrogeai sur la confection des lentilles. Cette fois, lui dis-je, vous ne prétendrez pas qu'on les fait fondre; car si l'on approche du feu un morceau de verre, si seulement on met de l'eau chaude dans une bouteille, tout cela casse. Mon malade sourit et me dit que l'on fondait aussi le verre, et il m'expliqua, en y mettant de l'entrain, de l'animation, comment on fait des lentilles pour les microscopes.

— Vous êtes bien habile; vous avez dû passer beaucoup de temps à apprendre tout cela! Quel a été votre maître?

— Un tel.

— Après votre apprentissage, combien avez-vous gagné?

— Tant.

— Mais vous ne m'avez jamais dit que vous soyez opticien, pourquoi cela?

— Parce que je ne voulais pas travailler.

Ainsi son silence habituel, qui avait duré pendant plusieurs années, n'avait pas eu d'autre cause qu'un stupide entêtement pour rester dans l'inaction! Mais stimulé par mes questions et engagé par ses aveux, le malade, redevenu ouvrier, consentit à travailler, et il s'y mit avec tant d'ardeur que, dans les premiers jours, il oubliait quelquefois l'heure de prendre son repas.

A l'établissement de quel précepte un pareil fait pourrait-il me servir? Dirai-je que quand il s'agira de traiter un opticien paresseux jusqu'à la folie, il faudra paraître ignorant des choses connues même du vulgaire, afin d'avoir occasion de le faire parler? Mais ce qui était ici à propos pourrait ailleurs n'être que grotesque, et le médecin, pour être trop descendu, courrait risque de ne pas se relever. L'exemple si heureux du peintre m'autorisera-t-il à dire qu'il faut provoquer un concours pour guérir les peintres mélancoliques? Celui du lithographe, qu'il faut vendre ses dessins aux enchères? Celui du râcleur de plâtre, qu'il faut flatter immodérément la vanité? Il y aurait alors autant de préceptes que de maladies; et comme chaque médecin possède une aptitude différente pour les différentes indications à remplir, il s'ensuivrait que les préceptes devraient varier aussi d'après cette aptitude. Donc pas de préceptes.

S'il en est ainsi, pourquoi écrire sur le traitement moral de la folie? Pour prouver que, dans certains cas où le traitement physique ne peut rien, le traitement moral peut beaucoup; pour faire comprendre quelle variété il convient de mettre dans le choix des moyens moraux quand il y a une véritable indication à l'emploi de ces moyens.

Comme but unique de ce Mémoire, je dirai en finissant à ceux qui veulent entrer dans la carrière: Venez, voyez et faites mieux.

FIN.

PARIS. — IMPRIMERIE LE NORMANT, RUE DE SEINE, 8.

## OUVRAGES DU MÊME AUTEUR

Qui se trouvent chez J.-B. BAILLIÈRE, place de l'Ecole de Médecine, 17.

---

DU TRAITEMENT MORAL DE LA FOLIE, in-8°. Paris, 1840. 6 fr. »

FRAGMENTS PSYCHOLOGIQUES SUR LA FOLIE, in-8°. Paris, 1840 . . . . . . . . . . . . . . . . . . . . . . . . . . . 6 »

DE LA FRÉQUENCE DU POULS CHEZ LES ALIÉNÉS, par MM. LEURET et MITIVIÉ, in-8°. Paris, 1832. . . . . . . . . . . 2 50

RECHERCHES PHYSIOLOGIQUES ET CHIMIQUES SUR LA DIGESTION, par MM. LEURET et LASSAIGNE, in-8°. Paris, 1825 4 50

DE L'ALTÉRATION DU SANG, in-8°. Paris, 1826. . . . . . . 2 »

NOTICE SUR QUELQUES ÉTABLISSEMENTS DE BIENFAISANCE DU NORD DE L'ALLEMAGNE ET DE SAINT-PÉTERSBOURG. Paris, 1838 . . . . . . . . . . . . . . . . . . 1 50

ANATOMIE COMPARÉE DU SYSTÈME NERVEUX CONSIDÉRÉ DANS SES RAPPORTS AVEC L'INTELLIGENCE. 2 vol. et un magnifique Atlas de 33 planches in-f°, dessinées et gravées par M. Chasal.

Le premier volume et une partie de l'Atlas sont en vente; la fin de l'ouvrage paraîtra dans le courant de l'année 1846.

Prix de la première moitié qui est publiée :

Fig. noires. . . . . . . . . . . . . . 24 »

Fig. coloriées. . . . . . . . . . . . . 48 »

---

Paris. — Imprimerie LE NORMANT, rue de Seine, 8.

www.ingramcontent.com/pod-product-compliance
Ingram Content Group UK Ltd.
Pitfield, Milton Keynes, MK11 3LW, UK
UKHW020157200726
13856UKWH00003B/1046

9 782013 566575